神奇的蒙医传统正骨

韩涛高　都嘎尔　著

内蒙古出版集团

内蒙古人民出版社

图书在版编目(CIP)数据

　　神奇的蒙医传统正骨 / 韩涛高,都嘎尔著. 一呼和浩特：
内蒙古人民出版社,2011.11

　　ISBN 978－7－204－11257－9

　　Ⅰ.①神… Ⅱ.①韩… ②都… Ⅲ.①蒙医－正骨疗法
Ⅳ.①R291.2

　　中国版本图书馆 CIP 数据核字(2011)第 228744 号

神奇的蒙医传统正骨

作　　者	韩涛高　都嘎尔
责任编辑	那　顺
封面设计	毅　鸣
出版发行	内蒙古人民出版社
地　　址	呼和浩特市新城区新华大街祥泰大厦
网　　址	http://www.nmgrmcbs.com
印　　刷	内蒙古地矿印刷厂
开　　本	710×1000　1/16
印　　张	13.5
字　　数	167 千
版　　次	2011 年 11 月第 1 版
印　　次	2012 年 3 月第 1 次印刷
书　　号	ISBN978－7－204－11257－9 / R·275
定　　价	38.00 元

如出现印装质量问题,请与我社联系. 联系电话:(0471)4971562 4971659

目　录

第一章　源远流长的蒙医正骨 ……………………（1）

一、永远的科尔沁 …………………………………（3）

二、神奇的蒙医正骨 ………………………………（7）

三、萨满教与蒙医正骨 ……………………………（11）

四、蒙医正骨的地方性特征 ………………………（17）

五、蒙医正骨的世袭特征 …………………………（20）

六、蒙医正骨世袭特征的松解 ……………………（26）

七、蒙医正骨与现代科学的接轨 …………………（36）

第二章　蒙医正骨的三大特征 ……………………（47）

一、神奇的手法复位 ………………………………（50）

二、简便的小夹板固定 ……………………………（58）

三、神秘的喷酒按摩 ………………………………（63）

第三章　蒙医正骨理念及实践经验归纳 …………（71）

一、包金山正骨理念和医术归纳 …………………（73）

二、阿其拉图正骨实践经验归纳 …………………（111）

第四章 娜仁·阿柏和她的后裔 ……………………… (129)

一、科尔沁包氏正骨的鼻祖——娜仁·阿柏 …… (131)

二、科尔沁包氏正骨第二代传人 ………………… (146)

三、科尔沁包氏正骨第三代传人 ………………… (150)

四、科尔沁包氏正骨第四代传人 ………………… (154)

五、科尔沁包氏正骨第五代传人 ………………… (162)

六、科尔沁包氏正骨第六代传人 ………………… (167)

第五章 早期蒙医正骨人 …………………………… (169)

一、民间早期传统正骨名医 ……………………… (172)

二、医院早期传统正骨名医 ……………………… (175)

第六章 蒙医正骨代表性传承人 …………………… (179)

第七章 蒙医正骨专科医务部门及传统正骨名医 …… (189)

一、第一所蒙医正骨医院——通辽市蒙医正骨医院

…………………………………………………… (192)

二、最有技术势力的内蒙古民族大学附属医院

蒙医正骨科 …………………………………… (198)

三、最有活力的内蒙古红十字会孛儿只斤蒙医

正骨医院 ……………………………………… (202)

四、额尔敦陶吐格蒙医正骨诊所 ………………… (206)

五、通辽市蒙医医院蒙医正骨科 ………………… (207)

六、甘旗卡镇医院海英骨科专家门诊 …………… (208)

第一章

渊源流长的蒙医正骨

YUANYUANLIUCHANGDE

MENGYIZHENGGU

永远的科尔沁

神奇的蒙医正骨

萨满教与蒙医正骨

蒙医正骨的地方性特征

蒙医正骨的世袭特征

蒙医正骨世袭特征的松解

蒙医正骨与现代科学的接轨

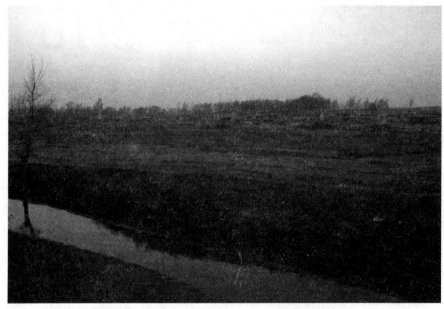

科尔沁包氏正骨的摇篮——哈布图盖嘎查

文化是一个民族精神的符号与缩影。科尔沁文化以其博大精深、源远流长的态势,构成了蒙古族文化在人类文明中纵横交错的经纬。

一、永远的科尔沁

公元 12 世纪末,成吉思汗统一了突厥语族、蒙古语族的近百个大小部落,把一个马背民族屹立于世界历史舞台上。他一生金戈铁马,在欧亚大陆卷起猛烈的蒙古雄风,改写了世界历史。他手下有一支忠贞不渝、勇猛善战,为统一蒙古各部,建立蒙古帝国大业立下汗马功劳的一支队伍,这就是汗庭的护卫军"科尔沁"——弓箭手,其首领是成吉思汗的二弟——哈布图哈萨尔。"科尔沁",自成吉思汗时期到元朝初期,一直是护卫军的名称。

在成吉思汗建立蒙古帝国后,将土地和属民分封给自己的黄金家族,赐给哈布图哈萨尔 4500 户,并封给了蒙古族的发祥地额尔古纳河流域。哈

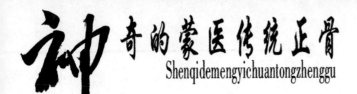
萨尔管辖地上的人们被称之为"科尔沁"人。从此,原本是一个军事编制名称的"科尔沁",变成了蒙古族一个部落的称谓——"科尔沁部"。

1368年,明军攻占大都,元妥懽帖睦尔退到北方草原,史称此时的蒙古朝廷为"北元",与明朝沿长城对峙。再后,北元内讧迭起,群雄争战,汗权逐渐瓦解。1547年,以阿勒坦汗为首的蒙古右翼势力崛起,以恃其实力强大,欲称霸全蒙古。当时蒙古正统大汗达赉逊库登汗面对这一威胁,率众东赴避之,将蒙古正宗汗廷由可可的里速(今锡林浩特市西南浑善达克沙地)一带东迁至老哈河以东,辽河以西,西拉木伦河流域及以北的广袤草原地带。一贯成为大汗有力支持者的科尔沁部也积极响应达赉逊库登汗,将统治中心由额尔古纳河流域移向嫩江流域,与蒙古正宗汗的势力紧紧靠拢相辅而行。科尔沁部在这里开辟了新的疆域,雄踞于此,成为这片广袤草原的主人。公元1635年,林丹汗妻子囊囊太后、儿子额哲最后归降于满洲皇太极,从此,漠南蒙古均归附于清王朝的统治之下。皇太极为了削弱蒙古势力,对蒙古实行分而治之的政策,推行了盟旗制度。当时"盟"为临时性的会盟范围,后变为固定组织;而"旗"为军事行政合一的统兵辖民的组织。哲里木盟有十旗(行政区域),均为科尔沁各贵族所属,所以人们习惯把哲里木大地叫成科尔沁草原直至今日,从而"科尔沁"也演变成地域名称。

美丽富饶的科尔沁,是一片神奇的天籁之乡。有人赞美草原:她如同一位天生丽质,风姿绰约的美人,任何诗的渲染,画的描绘,歌的赞美,都难以准确、淋漓地刻画它的神韵。当你走进这片净土,见识她的神姿与精魄,你自然会被她无限广阔的底蕴及充满生机的浪漫情怀倾倒。

科尔沁历史厚重,清朝康熙和乾隆皇帝都到过此地。1698年,康熙巡视科尔沁,写下了"荒塞天低夜有霜,一轮明月照苍凉"(《口外中秋》)的著名诗句。并大宴科尔沁各首领,写下了《至科尔沁部与蒙古宴》一诗：

> 大野支黄幄，
>
> 长筵藉软莎。
>
> 思膏宣塞下，
>
> 部落列山阿。
>
> 清酒沾人醉，
>
> 椎牛飨从多。
>
> 提携皆妇稚，
>
> 千帐动欢歌。

乾隆皇帝是一位勤政皇帝，一生走遍祖国大地。他也像其祖父康熙皇帝一样，巡视过科尔沁大草原。当他看到这莽莽辽阔、绵绵万里的疆土，心潮激荡，挥毫写到：

> 塞牧虽称远，
>
> 姻盟向最亲。
>
> 嗣徽彤营著，
>
> 绵泽砺山申。
>
> 设候严暗沓，
>
> 清尘奉狩巡。
>
> 敬诚堪爱处，
>
> 未忍视如宾。

在这里所说的"宣塞""塞牧"，均指科尔沁。

科尔沁，这是一片沉淀着淳厚历史文明的土地。自从公元1206年成吉思汗在斡难河岸竖起九脚旄纛，建立蒙古帝国，分封土地，形成部落以来，科尔沁整整走过了八百年的历程。悠悠八百年，科尔沁人铸就了科尔沁雄浑壮阔的历史；八百年，科尔沁人造就了独具特色的恢弘博大的地域文化。

文化，是人类历史实践的结晶，是先人留给社会的财富。而人类社会是一个民族大千世界，每一个民族在其形成发展中都创造了独具特色的文化,这些丰富多彩的文化,是各民族适应自然环境、利用和改造自然环境的知识、方法和经验的汇集,是每一个民族对人类社会作出的贡献。

蒙医正骨,是科尔沁传统文化中的精华,是蒙古族优秀文化中的精髓,是蒙古族在历史发展的活化石。它为科尔沁草原彰显了无穷的魅力,为科尔沁草原增添了无限的亮点。蒙医正骨于2007年被列入国家和自治区"非物质文化遗产"名录,更使草原这奇特的传统文化蜚声遐迩,让人注目,令人景仰。

研究、传承、发展蒙医正骨,是功德无量的事情。因为人民和历史最终接受的是英姿勃发的生命。

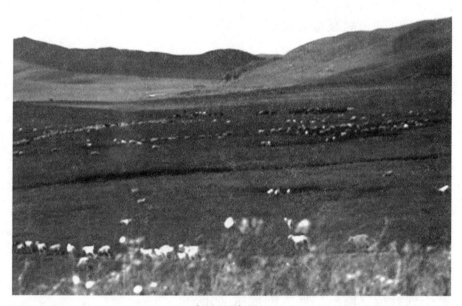

美丽的科尔沁

二、神奇的蒙医正骨

蒙医正骨术是从古人那里传下来的。早在几千年前蒙古族就有民间正骨疗法。就像人的手足分工、制造工具、语言的产生、脑的发展和思维，都是在劳动中出现一样，传统正骨疗术是人们与疾病长期斗争实践的产物。由于从事狩猎和畜牧业，与野兽、家畜打交道，还有跌宕起伏的战乱，经常发生跌伤、骨折、脱臼等创伤，于是蒙古族劳动人民在实践中逐步发明创造了正骨疗法。传说，蒙古族的祖先孛儿贴赤那与伙伴在额尔古纳河畔的草原上打猎，伙伴不慎摔下马，小腿骨折。孛儿贴赤那急中生计，拿刀割断刚打死的鹿四条小腿，用它夹住骨折处，又从马鞍上解下三条皮梢绑住，使伤腿固定起来。没想到这么一处理，伙伴折断的腿既不摇晃，也减轻了疼痛。从此，蒙古族中就有了用兽皮和野兽小腿做骨折急救工具的方法。在公元前100年的中国医药学处女作《医药月帝》就零星的记载着蒙古等北方少数民族骨骼解剖知识以及较原始而独特的骨外伤疗法技术。13～14世纪在锡林郭勒问世的《沙陀方剂》一书中也专门写进了蒙医外科技术和正骨术等。1326年蒙古人沙图穆苏作《瑞竹堂经验方》书中载入很多治疗骨病的好方剂。《元史》载："布智儿从太祖征回回，身中数矢，太祖亲视之，令人拔其矢，血流满体，太祖命取一牛，剖其腹，纳布智儿于牛腹，浸热血中，移时遂苏。"（《元史·卷一二三》列传十，布智儿，3021页）。《元史》又载："李廷从伯颜攻郢州，炮伤左月胁，矢贯胸几绝，伯颜剖水牛纳其中，良久而苏。"《清史稿》卷二百八十九记载："绰尔济，明末清初时蒙古人，生卒年限不详。善治伤，有中矢垂毙，为拔镞，傅良药，伤寻愈，有身被三十余矢，昏绝，令剖白驼腹、置其中遂苏。""当时朝廷的制度，是在三旗的士卒中选十名，由上驷院管理，叫做'蒙古医士'，如果朝廷的官员有跌打损伤者，都是命令这些医士治疗，

7

并且限定日期要治疗好,如果超过了限期,必须受到惩办。"《清史稿》中记载:"蒙古医师取骨折碎骨时,便使用了冰块低温麻醉术,其手术技术十分高超,故从蒙古兵中挑选了三名正骨专家,在军营行医。"到 18 世纪蒙古族医学家伊希巴拉珠尔在他的医著《甘露点滴》中对箭伤的治疗、骨伤的治疗、脱位复原及治疗脑震荡原理作了详尽的论述和解释。

《中国医学史》中说:"我国伤科发达很早,唐代时期已有专书出现。虽然我国传习沿用,但独于蒙古较为重视。由于蒙古人的生活方式、习惯是好骑、射、搏击,骨折脱位的现象较多。到元代骨伤科有了显著的发展。"

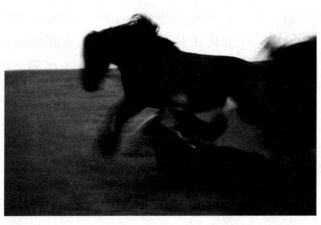

驯马手 （额博 摄）

在 13 世纪的《马可·波罗游记》记载:"在那里每天都出现很多治愈病人及手脚骨折的稀奇的事",并多处提到"正骨"。

在七百年前写成的名著《蒙古秘史》中记录着在元朝之前蒙古人就用马奶酒抢救出血过度而昏厥的人。那时蒙古人以马奶酒、白酒、羊胃内容物热敷来处置陈旧性骨折,起到麻醉、消毒、消肿的作用,减轻伤者痛苦。

1330 年,元朝御医呼思慧在他编著的《饮膳正要》中大量记录了饮食内容和诸多药材,并提到了正骨技法及羊胫腓肌肉汤、乌鸡（母）汤能治骨折疼痛等。

在《清史稿》中也有记载,侍郎齐召南,因骑马从马背上跌下,头

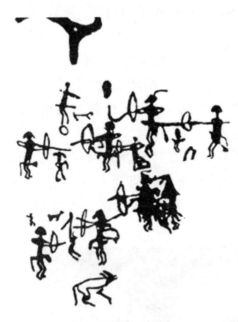

阴山岩画——部落冲突

颅破裂,脑浆流出,蒙古医士用牛膀胱包裹治疗,可以治愈。

蒙医正骨,自元代开始成为单独一科。元之前,正骨是外科的一部分,即肿疡、溃疡、金疡、折疡中的部分内容。1316年,元朝正式规定医学13科,其中正骨是一科。

伊希巴拉珠尔在其《甘露点滴》中有专门论述创伤。他把创伤分为头部伤、颈椎伤、胸部伤、四肢伤和关节脱位等6项,详细介绍了各部位创伤的治疗方法。

蒙医正骨以观、思、触来准确无误地诊断各种骨伤,不做手术,以手法复位,小夹板固定,喷酒按摩来治愈人体各部位的各种骨伤。它并不是巫术,只能说是神奇。

正骨疗法源于自然,源于草原,源于民间而生发于"天人合一"的自然观。它是蒙古民族在自己特有的生态环境、生活习俗、文化历史背景下,用特有的思维长期观察骨伤骨折发生的机理与愈合原理的积累和结晶。自然、绿色、无创伤的手法复位,是蒙医正骨疗法的一大特色和亮点,它在骨折的复位、固定、愈合方面有不少独到之处。内蒙古民族大学物理学教授照那木拉在他《中国蒙医正骨生物力学新论》一书中将其归纳为三条:(一)重视和激发人的应激本能,主张骨折的自然、封闭、自我、能动复位;(二)重视和发挥人的自控本能,主张骨折的自然、封闭与开放、自我、无遮挡固

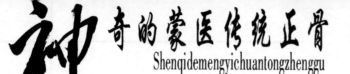

定;(三)重视和调动人的自愈本能,主张骨折的自然、开放、自我、功能愈合。

无论是从传统的"天人合一"生命自然观看,还是从现代医学整体新概念看,这里蕴涵的"能动复位——功能愈合"正骨理念、手法,更合乎骨伤骨折复位愈合生命自然法则,而具有无创伤、少痛苦、快愈合、好恢复、低费用的优点。

"酒香不怕巷子深",蒙医正骨正是以其显著的治疗效果、低廉的价格吸引了来自全国各地的病人前来求医问诊。

中国骨伤生物力学专家孟和教授为《中国蒙医正骨生物力学新论》一书写序时指出:

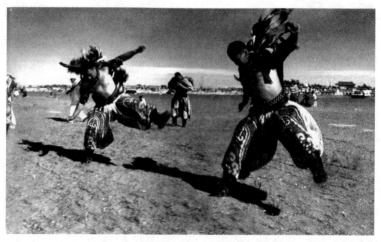
摔跤手(局部)　　（崇先鸣　摄）

"这里(指蒙医正骨疗法)蕴含着很多合乎自然法则的生命科学观,尤其是它的人性化、行为化治疗特征是当今骨伤科学发展的一个方向。"在这里,孟和教授把传统蒙医正骨疗法的特征提到"发展方向"的高度。

北京积水潭医院创伤科研究所骨科学有一位权威人士曾说:骨折尽量手法复位,手术是最后的一个办法,也是没办法的办法。

有人说存在就是真理。蒙古族正骨疗法从上千年前传到今日,就说明它具有存在的理由。它是蒙古族最优秀的非物质文化遗产,是科尔沁草原上的一束璀璨的鲜花。

三、萨满教与蒙医正骨

好多人都说蒙医正骨来源于蒙古萨满教,严格地说此话不大确切,但也有一定的道理。

学术界通称的"萨满"是蒙语里的"博"。"萨满"来源于通古斯语,意为"处于兴奋状态的人"、被附体的人。萨满教是基于万物有灵论基础上的一种自然宗教形态。其思想基础是天父地母,万物有灵。以自然崇拜、图腾崇拜、祖先崇拜为仪礼内涵,只求今生不求来世。认为,自然界并不是一个客观的、自在的体系,而是由某种超自然的东西在支配它,它是神灵的创造物,依神灵的主观意志而发展、变化的。

它产生于原始社会后期。也有人说产生于母系社会,其依据是:各民族萨满教的起源传说几乎都有以某个女萨满为始祖;在母系社会中氏族职能主要由女性来完成,从而萨满之医术职能也主要属于女性;直到今日,男性萨满的花裙及其头盔正面的头发帘都是模仿女性的象征。另外,好多萨满死后都找外甥(家族内)做其接班人的传承现象

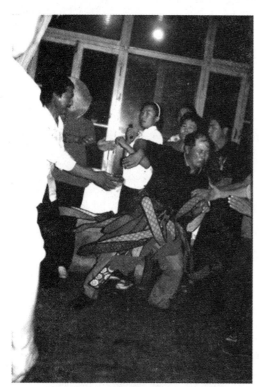

蒙古萨满

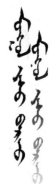

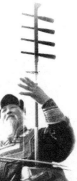

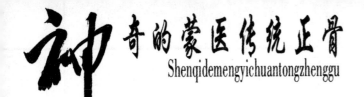

是把外甥当作家族内人员的母系社会的痕迹。

原始宗教观念，是人类童年时代的必然产物。人们对各种自然现象无法解释，只能服从于周围环境的无限威力，于是产生了自然宗教，而人们的生产、生活及各种活动都离不开这宗教理念的支配和影响。无论是早期的东胡人，还是后来的鲜卑人及更后来的室韦人，他们都是曾生活在我国北方蒙古高原的阴山、大兴安岭一带。而这一地域的最主要的、最普遍的文化形态就是萨满教文化。蒙古族的萨满教，是从其先祖东胡、鲜卑、室韦的萨满教传下来的。

蒙古萨满，在外国人眼里更显神奇。法国人列奥尼卡沃纳在其所著《蒙古青旗》一书中多处提到蒙古萨满与苍天对话；萨满以神力使其身变大变小；萨满可以控制梦境和命运；不吃不喝；在冰天雪地上赤脚光板地走；来去神秘，忽然从地里冒出来似的出现，突然像光影一样消失；萨满以无形的力量征服对方，等等。在《马可·波罗游记》里也记述，蒙古萨满呼风唤雨，萨满用法力使酒具自己飞来飞去等。在伊朗人志费尼所著《世界征服者史》里也记述有阔阔出萨满"常赤身露体走进荒野和深山"及传达"天意"之事。在《蒙古秘史》里就记载乃蛮的不欲鲁汗（bɔirɔgxɑn）与卫拉特的忽都合（xɔdɔg－ɑ）别乞用法降雨之事。

纵观古今中外的历史，所有统治者都把当时占统治地位的宗教当作工具来使用。这个宗教对他们的统治有利的时候他们极力推崇。而一旦对他们的统治不利的时候，他们就否定这个宗教，并不惜采取最残酷的手段予以镇压。

蒙古族萨满教也不例外。在成吉思汗时期，萨满们为其统治地位极力制造正面舆论，说成吉思汗登汗位是天意，并为其一切行动鸣锣开道。同时，成吉思汗也意识到，要获得人民群众的信任，必须征得那些在人民群众中最有名望、最有威信的巫师们的支持。因此，封豁儿赤萨满为"万户之官"，还赏赐了30名美女。重用"别乞"，给予和诸王几乎相同的待遇。

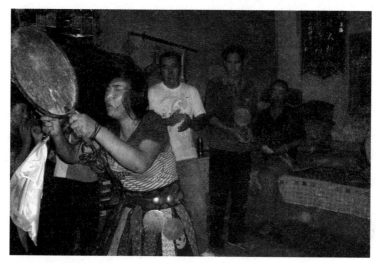
渥都干

　　继成吉思汗之后窝阔台即位,决定采取宗教手段夺取吐蕃。他皈依佛教,让藏传佛教向蒙古地区传播,同时借助佛教影响很快统一了西藏地区。忽必烈时期看出萨满教这一原始信仰已不适合汗国统治的需求,佛教作为稳定政局的工具,佛教恰可代替萨满。所以,忽必烈汗极力推崇佛教,确立了吐蕃地区的政教合一制度和蒙古汗廷的政教并行。

　　蒙古汗廷利用宗教管理政治的传统贯穿了蒙古社会的各个时期,但他们对宗教的一片苦心最终还是没能保住他们一统天下的地位。忽必烈创立的大元灭亡,元朝后裔们从关内退回漠北草原,建立了北元政权。在漠北根据地原有的深厚信仰环境下,北元贵族们重新拾起了本民族古老的萨满教。

　　天穹有云,人间有风。16世纪中期,在蒙古大地意识形态领域发生了翻天覆地的变化。1566年,帅兵攻打吐蕃的蒙古俺答汗侄孙忽图黑台·彻辰·黄台吉以吐蕃的归降为政治交易皈依佛教。1578年5月,蒙古俺答汗在察卜齐雅勒庙与索南嘉措(三世达赖喇嘛)举行历史性的会见,彻底推开了佛教激流涌入蒙古地区的大

13

门。相对来说，蒙古族原始宗教——萨满教被宣布为"非法"，北元政权对萨满教采取政治手段，进行了残酷地镇压。《阿拉坦汗法规》（1578年）规定："汝等作了蒙古四十部落之首领，尔等五首领及一切大小鄂托克之官员和民众应铭记于心，倘若不铭记或排斥、藐视之，则必将按照阎魔狱主之指令，以政教二法规严厉制裁。故一切人等都要明确地铭记于心。要知识，不真正顺应政教

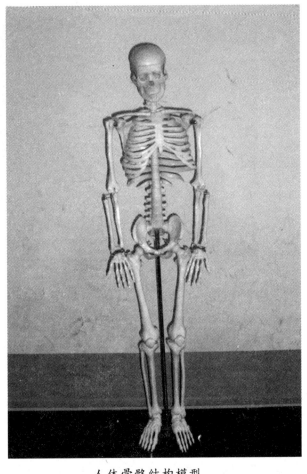

人体骨骼结构模型

二法规而各行其足者，无不变作罗刹女的眷属，必被永久镇压。""勃·额秃根占卜和作法者被占卜或作法之人死，杖一，罚牲畜九九；未死，免杖，罚牲畜九九。"勃·额秃根指的是萨满。

　　乌丙安先生在《中华本土文化丛书》的总序中说："中国北方的萨满却以它的深厚根基不顾一切地传播着、发展着、变异着，顽强地和后来的世界性宗教抗衡着，并利用一切可以利用的条件继续存活着，直至今日。"蒙古萨满教为了生存，采取了一系列改头换面的变异形态。其变异形态，蒙古族社会人类学专家色音归纳为以

下四个方面：

1.复合变容。亲佛派萨满主动吸取了藏传佛教的一些因素，接受了一些佛教影响。

2.科学变容。萨满教吸收了一些科学因素，使萨满医术得到了充实和完善。

3.艺术变容。蒙古萨满的音乐、舞蹈、神话传说等变成了民间文学和民间艺术，以民间艺术作品的形式流传于后世。

4.民俗化变容。萨满教的部分禁忌、祭祀、仪式等渗透到民间民俗生活中，成为民俗文化的有机组成部分。

在这里，第二条所说的"科学变容"，主要应是蒙古族传统正骨术。"山上无老虎，猴子成大王"。茫茫无际的科尔沁草原，那里缺医少药，萨满充当医生是理所当然了。"治病是萨满教主要职能之一。在信仰萨满教的民族社群中萨满往往充当医生的角色。这是从巫医不分的历史时代所传承下来的古老遗俗"（色音）。血祭是萨满教的一大特点。萨满每当进行重大仪式时都要以整羊来祭祀。在祭祀时，萨满有个很长很长的唱段，在唱词中就点到羊的五脏六腑、大小骨骼等无所不及。

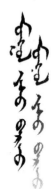

> 磨碌一样的身段啊，很哲
> 锦缎一样的绒毛啊，很哲
> 琥珀宝贝的头颅啊，很哲
> 宝剑一样的犄角啊，很哲
>
> 明亮的两只眼睛，很哲
> 闪闪发光啊嗨，很哲
> 两只眼睛的上面，很哲
> 有一双尖尖的耳朵，很哲
>
> 眼睛下面有鼻子啊，很哲

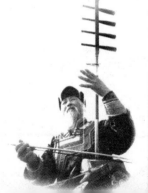

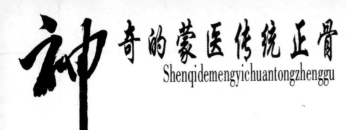

鼻子下面有嘴唇啊，很哲
嘴唇里面有牙齿啊，很哲
牙齿长在牙床上啊，很哲

红红的舌头啊，很哲
磨石一样的光润啊，很哲
完整的全羊啊嗨，很哲
献给祖先啊嗨，很哲

要数骨头先说肩胛，很哲
肩胛旁边的是肋骨，很哲
骨头数到三十六啊，很哲
两扇肋骨八对八呀，很哲
……
数完外部还说内脏，很哲
里面长着心与肝啊，很哲
连着心肝是肺子，很哲
两块腰子在两边，很哲
……
煮熟的全羊鲜又嫩，很哲
摆在桌上献腾格里，很哲
新鲜羊肉趁热吃吧，很哲
请神降临享此供品，很哲

屋主在真诚地祈祷，很哲
神衣萨满在此敬请，很哲
各方天神请享用吧，很哲
保佑家族幸福安康，很哲

这就是萨满们用唱词来向后人传递动物肢体结构知识的典型表现。蒙古萨满是蒙医正骨的主要传承者。然而把蒙医正骨医人都说成萨满(确有少数当萨满者)是不确切的。

四、蒙医正骨的地方性特征

随着佛教的不断渗透,萨满势力从北元统治中心的西部地区逐渐向东北地区转移,东北腹地科尔沁草原成为萨满残余势力与佛教决一死战的阵地。郝布格泰就是科尔沁萨满的领袖和英雄人物。在民间,郝布格泰萨满与佛祖斗争的传说很多:说郝布格泰有三件宝。第一件是双面蒙皮的红鼓,这是他坐骑。骑上它,想到哪儿就能到哪儿。第二件是带有 64 条飘带的"好日麦布其"(法裙)。这是他的翅膀,穿上它想飞就飞,可以一直飞到九霄云外。第三件是18面铜镜,这是他的护身法器。他飞上天,想用九九八十一个

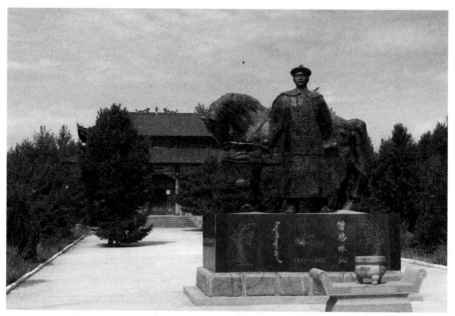

科尔沁左翼后旗第十一代王爷僧格林沁是震惊中外的爱国将领

17

雷霆击倒佛祖。佛祖让他的五位弟子钻进他用牛脑壳做的"达木如"（手摇鼓）里，自己与另两位弟子钻进其铃铛里躲了起来。九九八十一个雷霆轮番轰炸了七年，郝布格泰从天上下来一看，佛祖和他的弟子都安然无恙。他又搬起三座大山压佛祖，佛祖只从地上捏了把土往上一扬，就把三座大山给挡住了。最后，郝布格泰还是被打败了，在激战中，他花裙子的 64 条飘带只剩下 24 条（也有说萨满裙子是整块儿的，激战中被打下，树枝上挂破成飘带了），18 面铜镜只剩下 9 面，双面鼓的一面也被佛祖的敖其尔（金刚钻）打漏，变成了单面鼓，经书"呼和索都尔"（青色演义经）也被佛收去了，从此萨满就没有了经书，也就没有系统理论了……

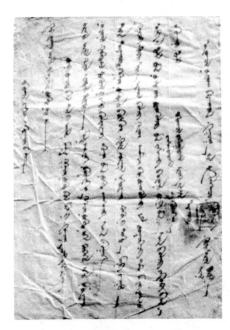

民间传统正骨医人们每治
一位患者就留下一份证明，
当作挡箭牌

科尔沁萨满教被佛教打败后，除极少数萨满外，绝大多数都向佛教妥协，或采取了明降暗保的策略，或以多种变相的形式维持下来了。再则，科尔沁草原处于大漠边缘地带，即与北元统治中心远，又与佛教圣地西藏相遥，再加上在清王朝建立前后它是满洲人与蒙古部落争取政治联盟的军事前沿。所以，科尔沁一带便成为蒙古萨满教主要遗存的地区。

蒙古萨满在科尔沁生存了下来，同时把萨满复合变容中形成的蒙古正骨术也带到了这里。而科尔沁左翼后旗，是当时蒙古传统正骨术的中心。

位于东辽河左岸，松辽平原西部的美丽而神奇的科尔沁草原是东胡、匈奴、鲜卑、契丹、女真等北方诸多游牧民族的发祥地。明朝中叶,游牧于嫩江流域的科尔沁部东迁,成吉思汗的二弟哈布图哈萨尔十七世孙明安达尔罕巴特尔诺彦统帅科尔沁部的一部分到此定居,从此这块水草丰美,富有传奇色彩的宝地便成为他们繁衍生息的摇篮。1650 年清朝在这里单设一个科尔沁左翼后旗,明安的孙子章吉伦成为第一任扎萨克郡王。清朝等级制甚严,从科尔沁左翼后旗第一任扎萨克王爷章吉伦开始,直到第九任扎萨克均为郡王。末等台吉家庭出身的僧格林沁,15 岁承袭科尔沁左翼后旗(简称"科左后旗")郡王爵位,1854 年立大军功后才晋升为亲王。

科尔沁左翼后旗是一个富有诗意和充满神话色彩的地方。关于这块宝地有很多神乎其神的传说。旗境内有一座叫双合尔的山,"双合尔"是蒙语,意为海青鸟。它位于茫茫沙海之中,方圆几十里内别说是山,连一块石头都没有。它傲然挺立,从远处看,如缩回右侧翅膀、展开左侧翅膀而欲飞的海青鸟。说它的影子能落到 90 里外的古力古勒台屯农民水缸里。它西南面是巴彦查干湖,传说中说有一匹金马驹天天到此饮水。风水先生说,这些现象预示这里将来会出一位与朝廷抗衡的英雄人物。这可吓坏了统治者们,他们为了镇住双合尔山的风水,在巴彦查干湖里立了个塔。立塔遭到了当地贵族的反对,翁古德努图克(怒图克相当于苏木、乡)的塔胡尔哈丹巴特尔诺彦(诺彦是贵族)用箭射断了塔顶,后来那座塔被水浸泡而倒。不久,朝廷统治方在双合尔山的顶端又立了个白塔,再在山麓筑了十三个台。现在这十三个台名称已变成胡斯台、海拉斯台、束力古台、古力古勒台等村落名称了。

尽管朝廷统治者们绞尽脑汁千方百计地破坏,但这块宝地的风水还是没能遭损。从这里还是出了敢于抗暴的英雄巴拉吉尼玛和扎那,出了震惊中外的爱国将领僧格林沁等。

饮誉漠南大地的蒙古族传统正骨术也从这里传承下来的。于1806 年,随着长达二百年的萨满大退却的潮流,生长于西部蒙古高

19

原的娜仁渥都干（女萨满称之为"渥都干"）连同其萨满教变容医术——蒙古族正骨术一起来到科尔沁左翼后旗扎下了根。从此，蒙古族正骨在这里一代一代传承，成为科尔沁左翼后旗独特标志，即是时隔二百年的今天，科尔沁左翼后旗仍然是蒙医正骨的中心。

　　蒙医正骨术是历史馈赠给草原人民的瑰宝。断者接，脱者复，碎者整，骨伤病人走进科尔沁，就是走进希望。

五、蒙医正骨的世袭特征

　　蒙古萨满教认为，萨满死后其灵魂不像喇嘛教讲的那样投胎转世，而是到一个叫"柏力"的地方去栖居。说"柏力"好比自然屯，只不过不被俗人看见而已。几年，甚至几十年之后，在"柏力"的萨满灵魂从人间找其合适的人作为他（她）的传承人。萨满教把这个传承人叫做这位萨满（已故萨满）的"呼鲁格"——坐骑，而把萨满的灵魂叫做这个"坐骑"的"许图根"——神祇。"神祇"找到"坐骑"后不是永久附在他（她）身上，而平时回其柏力"过日子"。这位"坐骑"要驱魔、消灾、治病、占卜时才请"神祇"下来，借其魔力施展技能。所以萨满们请神时往往唱道：

　　　　　　　腾云飞来的先辈啊
　　　　　　　四十七个柏力的神祇啊
　　　　　　　花衣弟子在请您
　　　　　　　快来降神附体吧！

　　　　　　　乘风驾到的先祖啊
　　　　　　　十八柏力的神祇啊
　　　　　　　戴盔的弟子在请您
　　　　　　　速来降灵浸体吧！
　　　　　　　……

蒙古萨满以于其传承形式"扎拉嘎木勒博"（世袭萨满）和"陶兀木勒萨满"（非世袭萨满）之分。"神祇"（已故萨满）从本氏族内找的"坐骑"，叫世袭萨满，而在其他氏族找的"坐骑"，叫非世袭萨满。萨满往往以世袭为荣，科尔沁凡是有名的萨满都是多代世袭萨满。如，科尔沁左翼中旗腰力毛都镇的色仁钦萨满是祖传七代博；该旗宝龙山镇的宝音贺喜格萨满是祖传十五代博；科尔沁左翼后旗衙门营子的白毛敖海萨满是祖传五代博；库伦旗额勒顺镇的门德白乙萨满是祖传十三代博；科尔沁左翼中旗原回田召苏木的

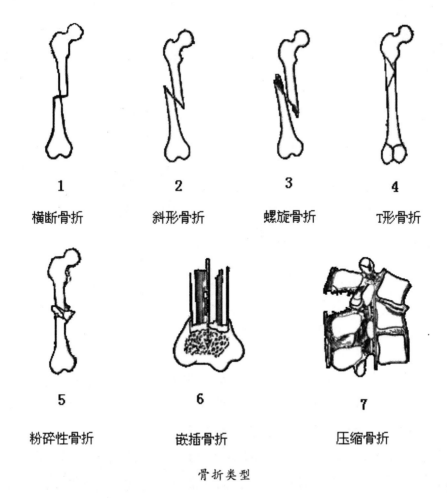

1	2	3	4
横断骨折	斜形骨折	螺旋骨折	T形骨折

5	6	7
粉碎性骨折	嵌插骨折	压缩骨折

骨折类型

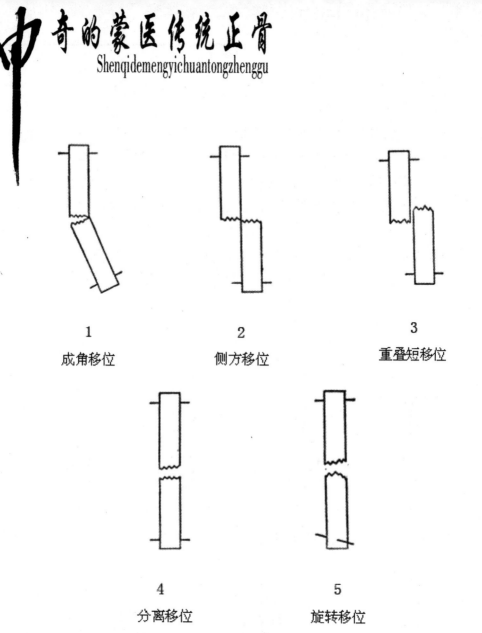

1	2	3
成角移位	侧方移位	重叠短移位

4	5
分离移位	旋转移位

骨折形状

甘珠尔扎卜萨满是祖传五代博。

科尔沁蒙古族民间正骨医人早先都来自于萨满（上面已讲过），而萨满的世袭传承形式也影响了民间正骨医人只在氏族内相传的特征。民间正骨医术只在氏族内传承的特征给传统正骨医术蒙上了宗教的伪装，使其神秘化了。而神秘化的结果，一是取得人们的信任感，伤者只能找他（她）而不找别人，具有一定的权威性；

二是伤者有依赖感,心理上的慰藉可以提高疗效;三是"神秘"化能杜绝俗人不敢去参与正骨治疗,只有他(她)们世家来独霸。早先的民间正骨游医们在治病时都带有神秘色彩。比如,凭其多年的生活经验,下谕说患者在家里说了些对医者不大信任的什么话,或说出患者怕医者向他们多索取而把带的钱藏到什么地方了,等等。有的一见患者就劈头盖脑地大喊大叫,让伤腿者马上下地,让伤手者立即提桶水等。有的治病时装模作样地祈祷,嘴里念念有词。所有这些,一方面对整治起补助作用,另一方面显示自己不是凡人,而是萨满世家之人。比如治锁骨骨折,正骨大夫根本不动手,在其伤部喷三次酒,折断成角而凸起来的锁骨一次比一次拉平,就能达到复位。这本来是利用患者在喷酒之际见冷气而突然放松之际进行正骨,但他们却说这是咒语的法力。

另外,狭隘的血缘观念、家族崇尚是我国各民族几千年来传下来的共同的思想。正骨医人们为了保持他家族的社会地位,为了保持他家族的生存优厚条件,就得把这传世医术永远私有化。这样,正骨世家在族内严格规定男传女不传,更不传外姓。

这就是蒙古族民间传统正骨术形成世袭特征的缘由。

娜仁·阿柏是蒙古族传统正骨的承启者,是科尔沁包氏传统正骨的创始人。要说科尔沁传统正骨的氏系,由她传下来的科尔沁包氏正骨系当推为宗,这是科尔沁传统正骨系的"母系"。这个系是:

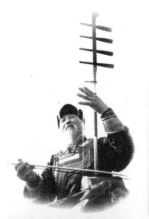

科尔沁蒙医正骨包氏谱系

娜仁·阿柏（1790—1875）
↓
(儿)包达日玛（1835—1909）

↓

包玛尼（长子）（1886—1928.7）	包玛沙（次子）（1889—1969）	包边都（三子）（1895—1947.11）	（女儿）森吉玛

包玛尼（长子）
- （女儿）努娜（1908—1959）
- （传外族人）哈日敖海

包玛沙（次子）
- 包柱拉（1929—1987）→（女儿）福格
- 银虎（女）（1935—2009）
- 包金山→（儿）包占宏
- （外传胞弟）前达门（1920—1975）官布（1987年63岁去逝）

包边都（三子）
- （长子）阿古拉（1915—1958）→ 巴雅尔朗贵 陶吐木勒 那萨→（女儿）包金花
  - （儿）额尔敦陶吐格→（长女）花拉（次女）高娃（长子）包青松（次子）满达
- （次子）特木尔宝力道（1913—1946）→（儿子）宝音敦陶克套→（女儿）亮梅
- （女儿）六月

（女儿）森吉玛
- （传外甥女）双月
- （传外甥）舍力和扎布
- （儿）包继业

另外,在早先的传统正骨中,还有一个特殊现象是凡传统正骨医人基本上都是姓包。这也与蒙古萨满有关。在成吉思汗建立的蒙古帝国时期,萨满是宫廷的主教。而职业萨满是"神和人之间'互渗的媒介'",享受"和诸王几乎相同的待遇"。在当时,这样显要的职业不会让普通百姓去充当的。据史料,13世纪的著名萨满帖卜腾格里阔阔出也是与成吉思汗同祖人。阔阔出的祖宗晃豁塔歹是哈布勒汗之父托木巴该彻辰的同辈兄弟之子(《科尔沁萨满教研究》)。哈布勒汗是成吉思汗第三世祖先。豁真(hojin)别乞是成吉思汗的长女;撒察别乞是成吉思汗的堂兄弟。另外,成吉思汗的四子托雷夫人唆鲁合贴尼(sɔrxɔg'tani)也是别乞。孛儿只斤氏(简称"包")是成吉思汗黄金家族,由包氏来充当萨满,那是理所当然的了。所以蒙古萨满中姓包的人很多。到清朝,蒙古萨满到了濒临灭绝的地步。为了保存实力,挽救日暮途穷的局面,萨满们不得不突破贵族圈子,向百姓中"发展"队伍。但千百年来形成的老习惯难以消除,包氏在萨满队伍中的优势依然延续了下来。我们在前面说过,蒙医传统正骨是在萨满教的变容中产生的,而包氏在萨满队伍中的优势自然决定了包氏在蒙医正骨队伍中的绝对份额。

蒙医正骨术在家族内世代相传,其传承者们在世家环境中长大,耳濡目染,从小就受到长辈的影响。但是真正的传输是很严肃、很严格的事。而蒙古族传统正骨的传承,有其独特的天然条件和方法:

中国古代有许多勤学苦练的故事,如纪昌学射箭先练眼力;祖逖闻鸡起舞,苦练武艺;张溥握笔生茧,练就写字硬功夫的故事,等等。

第一,他们经常打猎,有时候解剖猎物,有时候将抓到的猎物,故意打断其骨骼,然后为它接骨练习。

第二,他们常年吃手把肉,每次宰牛羊都是边吃边看边学,学习骨骼学知识。

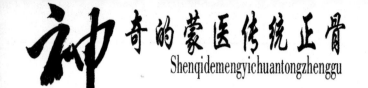

第三,在牛、羊的瘤胃里装折断的骨头,然后把按摩和对接,以此来练手。

第四,跟随其长辈,直接参与正骨实践。

为了掌握骨骼结构,传承者们常把牛或羊的全身骨头拿来重新对接,不断摆弄来练习。人体共有 206 块骨骼,各部位有不同的名称,还有众多关节,如肩关节、肘关节、肩锁关节、髋关节、踝关节等等,都有各自的名称。把这些倒背如流,应用于正骨实践中,熟练得像透视人体全部骨骼一样。

在《清史稿》中有介绍蒙古人伊桑阿传输蒙医正骨术的一段说:"他教授徒弟的方法,是将竹管截为几段,外用纸包裹,然后让学生摩擦竹管,让截断的竹管每节对合,就像没有截断的一样,然后再用这种手法接骨,都获得了较好的效果。"

六、蒙医正骨世袭特征的松解

科学是以人类社会的实践活动为基础,并随着生产斗争和社会实践经验的增长而发展和丰富。蒙古族传统正骨术是通过不断地观察和成千上万次的实验,代代相传,逐渐完善,从而形成的行之有效的技艺。传统正骨术原本具有很高的学问,并没有什么神秘。所以,随着社会的发展和人类的进步,正骨医术社会化、正骨世系松解是必然结果。

促成其松解的因素有以下几种:

1. 向外泄密

蒙医正骨医术世袭特征的松解,首先是其族人违犯家规,把祖传医技传女、传外人而导致泄密。

科尔沁蒙医正骨根系是包氏家族谱系,在以后发展的其他几个世袭谱系,其根也是来自于包氏家族。一种是传外甥,包氏正骨第三代传人包边都,把医技传给其外甥舍力和扎布,从而出现了科尔沁蒙医正骨舍力和扎布支系。第二种是传女儿，包氏正骨第三代传人包玛尼传其女儿努娜，努娜再传其三个儿子；包玛沙传其女儿银虎；包边都传其女儿六月，由六月再传其儿子；第四代传人包柱拉传给女儿福格。第三种是传给"黄金家族"以外的亲族同胞。这就是包氏正骨第三代传人包玛沙传给其同胞后裔前达门、官布两人。第四种是传给不是家族的人，也不是女儿，而传给了外姓人，这就是包氏正骨第三代传人包玛尼传给哈日敖海（此说法有争议，这里根据科左后旗旗志），从而形成了科尔沁正骨哈日敖海支系。

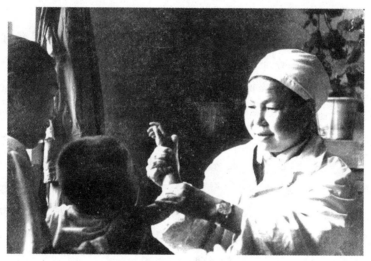

早期走进医院殿堂的六月大夫

关于包玛尼给哈日敖海传正骨医术，在民间传得活灵活现：

自古以来蒙古人爱打猎，在古今中外的好多史料中都记有蒙古族围猎场景。伊朗人志弗尼在《世纪征服者史》上说："每当汗要进行打猎（一般在冬和春初举行），他们则携带皇后、妃、嫔妾，并带粮食、饮品等一起出发。他们花一两个月或三个月的时间，形成一个猎圈"，"这二、三个月中，他们日夜如此驱赶着野兽，好像赶一群绵羊。"明人肖大亨在他《北虏风俗》中说："当秋风起，草木枯黄，弓硬马强，猎物膘肥及鹰尝到甜头的时候，蒙古皇帝下诏在代林（指

27

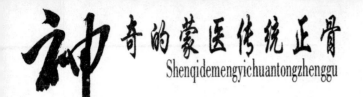
蒙古汗居住的地方)大集会,万马奔腾,地动山摇,众人呐喊,翻江倒海,在阴山下摆开百日不散的狩猎场景,所获猎物堆积如山。"在《马可·波罗游记》中写道,元世祖忽必烈出猎时,"他们带领的各种猎物约五千只","有一万名撒鹰者跟随","除外还有一万人是收鹰的","这些在营地集聚的人多得一般人难以置信,目睹者误为走进了一个人口众多的城市或走进了帝国各地人们聚集的地方似的。"

蒙古人饮食中不缺肉,他们打猎只是为了野味,更是为了一种娱乐。蒙古人说:"打得着就吃了,打不着则练了技艺",说的就是这个道理。

在有一次全旗围猎活动中包玛尼与哈日敖海为一只兔子发生了争执,并闹到王爷那儿。王爷叫他俩跪下,包玛尼心想:"我也是台吉(贵族血统人),为啥给你跪?"但在权势面前不得不遵命。正在这时王爷的小儿子摔伤骨折了。有人向王爷禀告,着急的王爷令包玛尼赶紧起来前去为儿子正骨。此时包玛尼全身筋骨早已僵硬了,侍从们过来把他扶起来时他像木墩子一样,手脚直不起来。他说:"我有这么个毛病,一旦跪了,非贵人来扶,绝不会再起来。"无奈,王爷自己过来扶起包玛尼,包玛尼这才站起来,给小少爷整治了骨折。王爷知道包玛尼有功夫,又考虑哈日敖海是扎兰(地方基层小官)之家,摆一桌酒席为两人讲和。

两人原先没有深仇大恨,很快就和解,并聊起了技艺。原来,哈日敖海也有祖传治疯狂病的医术,在酒桌上两人商定互教正骨医术和治愈疯狂病的医术。就这样,包氏家传统正骨术通过包玛尼传到了哈日敖海家族。

包氏正骨传承人包金山大夫不同意此种传说,他说哈日敖海当时住在科尔沁左翼中旗贝子浩诺艾里,离我们哈布图盖村将近有 200 里远,不可能打猎打到一块儿。再说,我们两家互相交换了各自的特殊技艺,可是我们包氏家族里没有一个人能治癫狂病。

他说,哈日敖海曾经腓骨骨折请他大伯玛尼整治过。后哈日敖海骨伤好了,在过年之际拉一车大米、白面等东西去看望玛尼,并苦求玛尼教他正骨医术。这样,玛尼破了家规,把祖传正骨术教给了这位外姓人哈日敖海。哈日敖海掌握了正骨医术,并成了远近闻名的名医。

科尔沁蒙医正骨哈日敖海支系:

包氏正骨
第三代传人
包玛尼
↓

(外族人)
哈日敖海 → (儿)朝贵扎拉森 → (儿)陶吐木勒 → (外甥)白音宝力高
(1883−1944)　　(1916−1984)　　(1943−1981)　　(1945−1989)
　　　　　　　　　　　　　　　　　　　　　　　　(女)鲍荣
　　　　　　　　　　　　　　　　　　　　　　　　(儿)鲍文胜

科尔沁蒙医正骨舍力和扎布支系:

包氏正骨
第三代传人　包边都 → (外甥)舍力和扎布 → (长子)何双喜
　　　　　　　　　　　　(1928−1987)　　(次子)何双山 → (儿)何龙
　　　　　　　　　　　　　　　　　　　　　　　　　　　　(儿)何君
　　　　　　　　　　　　　　　　　　　　　(1958−2002.12)
　　　　　　　　　　　　　　　　　　　　　(三子)何双剑
　　　　　　　　　　　　　　　　　　　　　(四子)何双宝
　　　　　　　　　　　　　　　　　　　　　(女儿)格日乐

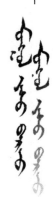

　不管支系有多少,其根只是一个,"包氏正骨"是一切正骨支系的"母体"。另外,不管支系有多少,它们与其"母体"是统一一个体系,无论在其理论依据、治疗技法上都没有"另一个"。所以,所有的蒙医正骨人都应打一个旗号,绝不能另起炉灶。

　2.民间游医走进医学殿堂

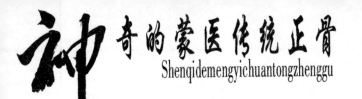

　　世上一切事物都具有两重性，它是事物固有的矛盾性。"五四"运动给古老的中国带来了新文化，但是它在反对封建文化的同时影响了传统文化的发展。比如蒙古族民间传统正骨疗术，它本来包含着很多科学道理，但只看其表面上的"神秘"，看成是"巫术"、"迷信"，而一概打击，不许"抬头"。从而民间传统正骨医人的行医被限制，他（她）们的才艺长期得不到施展。一旦集体单位或国营医疗单位破例录用他（她）们，允许行医的时候，他（她）们纷纷往这里挤，想得到合法身份。这些游医一旦走进集体和国营医院，他们的医术就不是他（她）们个人的了，在医院，他（她）们还要带徒弟，而这些徒弟由医院来安排，不可能都是他（她）们家族的人。就这样，传统正骨医人的世袭特征走向彻底解体的道路。

　　民间传统正骨游医哈日敖海的儿子朝贵扎拉森是最先走进正规医院的正骨师。

　　朝贵扎拉森即便是医术高，但他毕竟是"牛鬼蛇神"，所以他理所当然是被管制分子中的一个了。

　　当时旗委、旗政府里真有即有远见卓识，又是"胆大妄为"的人，他们看出要是把这些"牛鬼蛇神"组织起来，会成为对社会有用的人。1962年，他们从闲散在社会上的传统正骨医人中选来选去，最后找到朝贵扎拉森，给他摘去"管制"帽子，把他请到旗人民医院。就这样，朝贵扎拉森扔掉其"黑帽子"，带上了"白帽子"，开设了内蒙古医药界有史以来的第一个蒙医正骨门诊，开创了蒙医正骨发展的新纪元。

　　关于录用民间游医，科左后旗正骨大夫海英给笔者讲了这样一件事：海英的父亲海青龙是20世纪60年代初科左后旗检察院检察长。有一天，旗公安局的有位老同志来找他，说他儿子腿骨折，想请当时被定为牛鬼蛇神而在押的朝贵扎拉森治病。海青龙当即允许出诊，并说："他真有本事，我们可以利用吗！"朝贵扎拉森那次从监狱被请出来，真的治愈了那位干部儿子的腿。通过这件事,海青龙感到把像朝贵扎拉森这样的人解放出来,可以成为对社会有用的人。在他的积极倡导下,经有关领导和部门的同意,把朝贵扎拉森从监狱释放了出来,并摘取其"管制"帽子,录用于旗人民医院。

传统正骨术走进医院,有了正当的合法席位,这也带来了副作用。那些社会上的闲散游医们的胆子大了,打起各种旗号,随便行医,装模作样,敲诈勒索,一时造成混乱局面。其实,传统正骨并不神秘,就是技巧加经验(到今天的新一代传承人,才有了知识成分),骨骼的自愈能力是很强的。再说,那时候的农牧民缺乏医药知识,只要断骨能接上就满足,什么解剖对位、功能对位一概没有要求。所有这些,给那些冒牌正骨医人创造了可乘之机。为了整顿社会秩序,规范行医准则,旗人事局、卫生局、防疫站、公安局和人民医院五家单位,于1973年10月联合举办为期十天的"整顿传统正骨医人学习班",全旗52名游医前来参加。组织者下大决心,向临近各旗县发通告,凡前来诊治骨伤者一律免费治疗,并报销其往返路费。保障了患者来源,学习班采取实际操作考试的办法,让每个参加学习班的学员一个一个做现场演示。那时盛兴批斗,要是哪个冒牌医生露了馅,就当即进行批斗,又从学习班里逮捕了三名违法行医的假冒正骨医人,整顿了传统正骨医疗市场。

正骨老大夫六月给笔者讲了当时旗里举办正骨学习班的初因:

科左后旗海斯盖有个叫××的人,他一夜之间突然变成了正骨医人,不管能不能治疗,他就接受患者乱治。当时因"左"的思想影响,真正的正骨医人得不到行医保障,所以,伤者找不到正规行医正骨的,就投奔到他那里。库伦旗某公社德书记跌伤后也去找××整治。××一看有"大鱼"落网,就乘人之危向德书记索要了他心爱的坐骑。他得到了德书记走马后乐不可支,成天骑着马,得意洋洋,并吹嘘自己。有一次他骑上马,在公路上遛马时,从其背

31

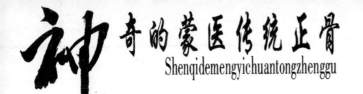

后来了个吉普车，车毕竟比走马快，从后赶来的车想超它，摁几次喇叭，但此时得意忘形的××装没听见，就是不让路。车主见此情况气得火冒三丈，令司机抢行超过骑马人，开到那人前边停下。从车上走下来的是一位个子小但很威严的一个人，此人正是时任科左后旗旗委书记的巴特尔仓。巴书记顶天立地地站到公路中央，斩钉截铁地命令××下马。××一看来势非凡，赶忙滚下马，接受训问。那时享有专马资格的人很少，一般能够骑上马的人巴书记差不多都有印象，唯有这位未曾见过。一问才知道这匹马是他从临界库伦旗索要来的马。巴书记以前也听说过下边有人充当正骨医人乱行医之事，今天碰到这种情况气炸了肺，回去后就指示有关部门清理社会闲散"正骨医人"。1973 年的"整顿传统正骨医人学习班"就是这样开办的。

通过整顿学习班，除少数人被允许行医外，其余大部分人都被制止行医。当时六月（女）被人民医院录用，官布派去阿都沁公社医院，毕力棍派去浩坛公社医院，舍力和扎布（摘去其管制帽子）派去乌苏公社医院行医。陶克套虽被允许行医，但他没留下，去锡林郭勒盟谋业。

民间传统正骨医人们走进医院后每个人都带了一个或几个徒弟：陶吐木勒带白音宝力高和海英；包金山带包哈木、何双山和包占宏；六月带小白音宝力高、额布日勒图、韩来杰（回族）和陶乐；何双山带吉力根、阿其拉图等，而当年的弟子现在都成为蒙医骨科的主将，也开始带一批徒弟了。

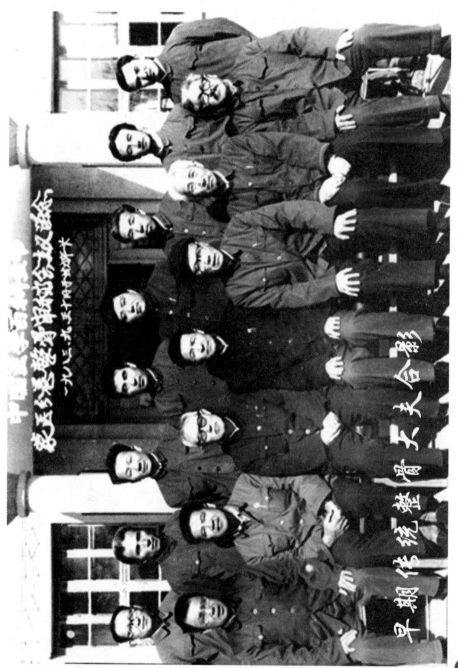

早期傳統整骨医天皇合影

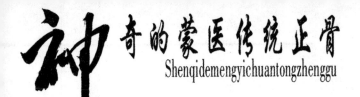
3. 从"神坛"走向科学

蒙医正骨疗法蕴涵着很多科学道理。然而,过去把它看成"巫医",排斥它,甚至镇压它。后虽承认传统正骨是医术,但多少年来只是重应用,轻发展,多感性,少理论,就是对其神奇疗效的科学内涵知之甚少,在生命科学意义上的探索研究更未得到重视。改革开放以来,随着游牧文明的精华重新拥抱人类,随着传统文化的回归与认可,蒙医正骨疗法的深层探索与研究才有了新的起色。

有社会实践,就有实践经验,有了实践经验,就产生相对的理论,而有了理论,就有了科学。医院设立蒙医骨科门诊,就给大批大中专医学院校毕业生敞开了融进这一门类科学的大门。而这些有识之士善于思考,善于总结,善于归纳,把实践经验不断升华,使其规范化、理性化、系统化,为创立蒙医骨伤学科奠定了基础。

据通辽市蒙医正骨医院档案室的统计,就最近几年本院专业人员在国家级、省级报刊上发表的论文和理论文章达 250 余篇。

这些理论文章的公开发表,彻底撕破了蒙古传统正骨医术的神秘面纱,还原其科学面目。

在这里特别提到的是科尔沁包氏蒙医正骨第四代传人包金山大夫。他从事正骨 50 多年,为蒙医正骨术的归纳、总结以及系统化、理论化方面做出了不可磨灭的功绩。他刻苦钻研,认真总结,先后写出《祖传正骨》、《中国医学百科全书》和《蒙医正骨学》(主笔)和高等医药院校蒙医药教材《蒙医骨伤科学》(主编、主笔)四部书。蒙医正骨传承已有上千年,科尔沁蒙医正骨承袭也有二百多年,包金山做了前人从未做过的事——他总结和归纳了蒙医正骨先人们的实践经验,不仅把古老的蒙古族民间正骨疗术提高到理论水平,率先敲开了蒙医正骨学科之大门。

内蒙古民族大学物理学教授照那木拉从 1995 年就向蒙医骨伤专科班开设蒙医正骨生物力学课程,2002 年把蒙医正骨生物力学带入硕士生课程。他先后出版和发表《蒙医正骨生物力学》、"蒙医传统正骨术的疗法系统模型及其生物力学表述方法"等书和理论文章。他最近出版的《中国蒙医正骨生物力学新论》一书,不仅为日渐增多的骨伤以及运动伤提供新的治疗原则及方法,而且从传统与现代、宏观与微机的融合点上建立骨折复位愈合新概念。

4. 从乡野民间走进讲堂

蒙医正骨疗法源于自然,源于民间,生发于"天人合一"自然观,它一路走来,曾有过充满神话和巫术的童年时代,也有过四面楚歌、体无完肤的悲惨时期,可谓是几度风雨、几度春秋。直到 20世纪 60 年代初,走进医学殿堂后才有了社会地位,改革开放后才得以重视。"近水楼台先得月",地处蒙古族传统正骨疗法发迹地的内蒙古蒙医学院于 1980 年率先开设蒙医正骨课,把古老的民族医术引进了大学讲堂。科尔沁包氏正骨第四代传人包金山第一个接受重任,被聘为客座教授,从 1980 年至 1983 年,在该院任教三年,前后有 300 名学子受益。今天,当年听包金山讲解蒙医正骨课的学生已分布于全区各地医院,成为蒙医正骨和创伤骨科的骨干力量,彻底地打破了过去传统正骨世袭状况。

1995 年,内蒙古蒙医学院招收首届蒙医骨伤专业,该院物力学教授照那木拉开设蒙医正骨生物力学课程,并把蒙医正骨生物力学带入硕士生课程。我国著名骨伤生物力学专家孟和教授评价说:"照那木拉同志基于'天人合一'生命自然观及其整体医学新概念,应用现代生物力学和电生理心理学原理及方法研究中国蒙医正骨疗法的自然、绿色、无创伤疗法特征,提出了骨折'能动复位—功能愈合'宏观理念、手法及其'应激适应—功能适应'生物力学微观机理,使之科学化、理论化,从经验伤科走向大学的殿堂,这是一种重要的发展。"蒙医正骨走了传承—传男—带徒弟—学院授课的几个阶段,一家世袭垄断彻底被打破,从而蒙医正骨一统天下的世袭制也走向了末日。

七、蒙医正骨与现代科学的接轨

世界上没有"绝对"的东西，一切都在变化中，一切都在发展中。文明与传统一样，不仅是适应和传承，而且每时每刻都在创造和选择过程中。蒙医正骨疗法具有自然、绿色、无创伤、无后遗症、痛苦少、费用低等优势，但由于地缘因素、生命生长因素、心理因素、思维因素、社会因素等诸方面的影响，它的应用必然受到一定的局限性。另一方面，随着社会的巨变，人们的骨伤也发生了很大的变化，骨伤的形状、程度与过去大有不同了。再则，传统正骨必然是个原生态正骨方法，而现代骨伤疗法更多占有现代科技手段。

蒙医正骨走进现代医学殿堂，逐步完成并不断完善着古老的传统正骨术与祖国现代科学的接轨。而蒙医与西医在骨伤治疗的互为借鉴，取长补短，融合发展，创造了完善的正骨境界。

为了确定诊断，进一步明确骨伤部位和情况，掌握伤部病理变化，需要借助 X 光的检查。有些症状用手

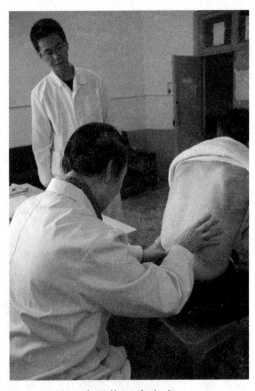

治疗腰椎间盘突出

摸是有一定局限性，比如不完全骨折、体内深部骨折、脱位时伴有小骨片脱落等，用 X 线进一步检查是十分必要的。再如，第 11、第

12条肋软骨骨折,大夫只能做判断,而是摸不出来的。可是X光片却清楚地显现出来,能给术者提供准确的信息。

　　但是X线检查只是补助检查,以X线检查来验证大夫"三诊",而绝不能单纯依赖它来诊断,否则有可能为假象蒙蔽。比如,

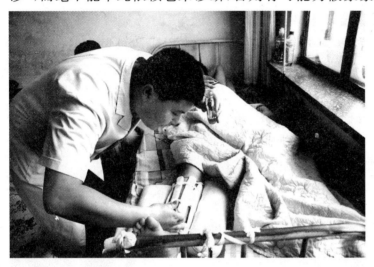

治疗胫腓骨骨折

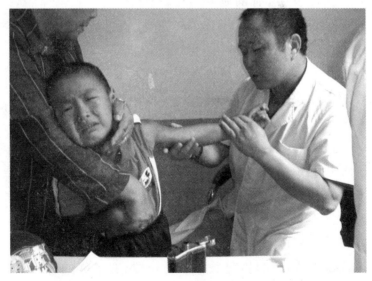
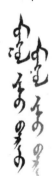

治疗肱骨髁上骨折

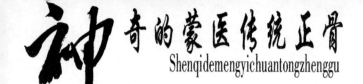
有些无移位的腕骨骨折的早期，X 线片则不容易发现。

在治疗上，过去蒙医正骨不直接接受开放性骨折，先让西医外科处置完了才接受诊治。而现在蒙医传统正骨可以直接接受开放性骨折，自己就能清洗和缝合伤口。有些骨伤，在整治时有必要打利多卡因等麻醉药来减轻患者的疼痛。借助 X 光线等现代仪器作为补助诊断和复查手段，非手术不可的病症还可以做手术处理。比如，肱骨内外髁翻转，必须做手术，不做手术无法复位，强制复位也可以，但骨折处形成疙瘩。

另外，有些骨伤往往伴有并发症，如休克、各种感染、内伤、动脉损伤、缺血性肌挛缩、脊髓损伤、神经损伤、脂肪栓塞、褥疮、骨坏死、关节僵硬、迟发性畸形等。这些并发症，有的在伴随骨伤而发生，有的则在整治过程中发生。有些并发症可待骨折愈合后处理，但有些并发症危害大，可在短时间内危及生命，需要紧急处理。

目前，蒙医正骨借用西医现代科技手段最多使用 X 光片和骨牵引，尤为对成人股骨干骨折做牵引，避免

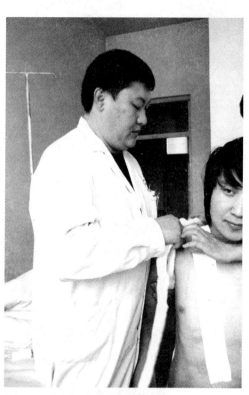

治疗锁骨骨折

过去手法复位时的暴力和患者的疼痛，对克服肌肉收缩之拉力，矫正骨折重叠移位，恢复肢体正常位置，有良好的效果。

在骨牵引小夹板固定治疗成人股骨干骨折方面海英、陶乐、

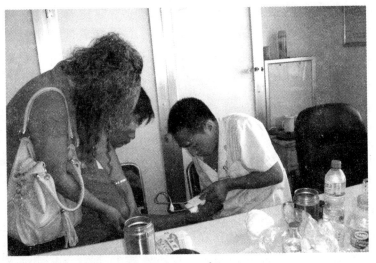

治疗拇指骨折

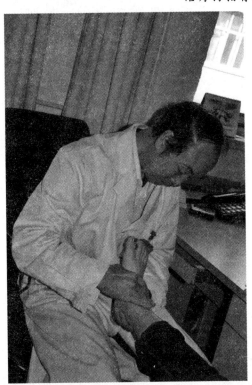

治疗踝关节创伤性关节炎

海晓亮有以下报道:

　　成人股骨干骨折是成人较为严重的创伤骨折之一,其治疗方法很多,目前多数均以手术切开内固定为主。手术易达到解剖复位,但术后早期功能练习,肌肉牵拉不适当及手术造成骨膜及骨折处周围软组织损伤、骨外漏,人体对内固定物的排他作用等多方因素会导致骨折处迟缓愈合或内固定弯曲,螺丝脱出

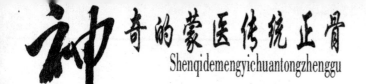

或断裂。术后感染,二次手术取内固定物等,给患者带来长时间负担及痛苦。我院在经过多年的中西医结合治疗成人股骨干骨折的基础上,从1994年至1999年10月对住院治疗的股骨干骨折患者中的成人股骨干骨折56例患者采取股骨髁上或胫骨结节处穿刺,用滑动式骨牵引复位方法进行复位,同时小夹板外固定,骨折移位处断端使用四点压垫,患肢两侧砂袋夹挤,骨折处逐步牵引复位。同时锻炼股四头肌及膝关节、踝关节,直至骨折临床愈合,达到治疗效果。

1. 一般资料

在56例患者中男51例,女5例,年龄18~65岁,平均年龄41.5岁,其中开放性多发性骨折7例,闭合性骨折49例,1周内就诊者51例,2周内就诊者5例,上1/3骨折6例,中1/3骨折48例,下1/3骨折2例,粉碎性骨折7例,横形骨折32例,螺旋斜形骨折17例,骨外漏3例。

2. 治疗方法

根据患者骨折后就诊时间而定,对新鲜骨折不需手法复位,对1周以上的患者需适当的手法复位。治疗前首先将患肢矫正成角畸形,保持中立线下行股骨髁上或胫骨结节处局麻下穿针骨牵引,同时在骨折移位处放置四点纱布垫或纸垫后小夹板外固定,患肢两侧用沙袋夹挤,并膝关节屈曲30°~40°牵引,矫正骨折处畸形,在治疗当中患肢脚趾保持中立线外展30°,牵引量根据病人肌肉发育加减,肌肉发育较好的年轻患者一般在前3天为体重的1/10,第4天开始逐渐加量到体重的1/7,两周后X光拍片观察,根据骨折复位程度调整四点压垫,逐渐减牵引量,随时调整夹板松紧度,并对复位不满意的适当手法整复。4~5周后保持4kg牵引量,同时加强股四头肌功能锻炼,膝关节放置在屈曲20°以内,5周后拔掉骨牵引,在床上功能练习,6周后拍片根据骨折处骨痂形成,扶双拐下地功能锻炼。

3. 治疗效果

本组 56 例成人股骨干骨折病人经过骨牵引小夹板外固定,矫正旋转短缩畸形,滑动式骨牵引,患肢两侧沙袋夹挤固定治疗,达到了治疗目的。达到解剖复位的 8 例,对位 2/3 立线在生理弧度以内的 32 例,对位 1/2 立线 20° 以内 16 例,其中 6 例为就诊时间 1 周以后患者。56 例患者经上述综合治疗,无一重叠错位及旋转畸形,立线均在生理弧度以内。最早扶双拐下地功能练习的在 6 周后,最晚扶双拐下地功能练习的在 10 周后。出院时 X 光拍片观察 56 例患者,骨折处骨痂形成良好,全部临床愈合,无骨不连及迟缓愈合。

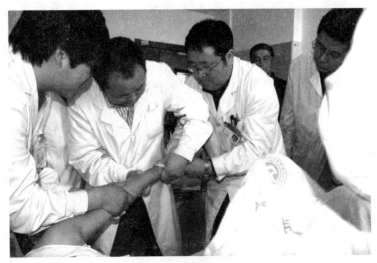

治疗掌指关节脱位

在蒙医正骨中一般都使用小夹板固定或纱带固定。但有些病症要使用外固定支架治疗效果更好。在蒙医正骨术中应用骨折外固定支架的临床观察方面胡达来、陶乐有以下报道:

1. 临床资料

我院于 1996 年 10 月至 1998 年 12 月对 10 例骨折病人采用了外固定支架治疗,其中男性 4 例,女性 6 例,开放性骨折 3 例,均为

2～3型,粉碎性骨折6例,横断骨折1例。

2. 治疗固定

2.1 麻醉:采用腰麻或硬膜外麻醉。

2.2 穿针固定:选好螺纹钢针,确定穿针部位,根据骨折平面、骨折线的走形方向来标定针点与角度。为了准确选定进针点,事先应进行拔伸牵引、纠正明显的畸形、成角或旋转等。穿针最好在电视X线机监视下进行。

2.3 进针时通常先用 $3.2mm^2$ 钻头低速钻孔;再拧入固定螺钉,以减少骨孔周围变热造成骨坏死。

2.4 骨折复位与安放外固定架:用手法将移位骨断端整复位后将钢针固定于连接杆上,使其达到大体复位。再用外固定器来纠正对位与轴心上的残留偏差。

2.5 术后随时检查其"关节",针尖是否松动。对于开放性骨折病例要清创后先将移位的骨块复位并作临床固定后再穿针,待固定稳固后再撤除临床固定器。

3. 效果分析

3.1 愈合效果:经多次复查,3个月均达到临床愈合。外固定支架,另一半已基本达临床愈合。

3.2 关节功能恢复情况:由于固定后能早期活动关节,在观察中所有病员骨

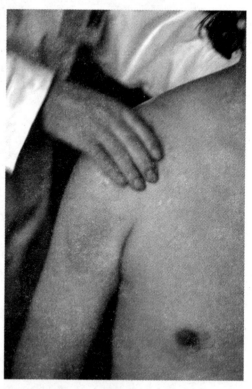

治疗肩周炎

42

折愈合后关节功能都恢复正常。

优:复位良好,旋转功能正常或受限在10°以内者。

良:复位满意,轻度成角,在5°以内。

尚好:复位轻度成角,立线好,旋转受限在20°~35°者。

4. 优点

外固定架治疗能为骨折端提供良好的固定。经皮穿针外固定术创伤性小,失血极少,痛苦少,可迅速而容易地将骨折固定,对合并其他脏器损伤者尤其适用。

5. 缺点(略)

蒙医正骨追求自然、绿色、封闭,但是小夹板外固定,对有的病症达不到最佳治疗效果,骨折断端仍有剪力或旋转余力,这可能会破坏愈合中的骨痂,使骨折延迟连接或不连接。为避免骨折固定的这种欠缺,必须采取内固定。在儿童股骨干骨折手法复位与手术内固定方面海英、呼日乐有以下临床观察报道:

儿童股骨干骨折临床上较为多见,治疗不妥会影响生长发育及其功能,中西医结合治疗局部麻醉、手法整复、小夹板外固定、皮牵引、患肢两侧沙袋夹挤固定等综合治疗可取得满意疗效。但近几年来有些地区

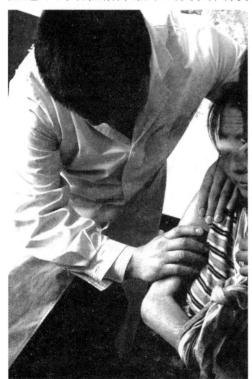

治疗肱骨外髁颈骨折

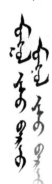

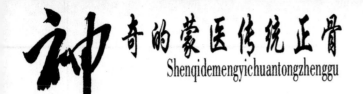

对儿童股骨干骨折片面要求解剖复位,采取手术内固定,造成两次手术痛苦及感染机会,留下终身疤痕。部分患儿在内固定期间局部骨质血循环受影响而导致骨折愈合延长或内固定两端因骨骼弹性降低而再次发生钢板两端处骨折。个别钢丝固定患儿骨折处可发生成角畸形。

现将我院自 1993～1995 年收治儿童股干骨折内固定后再次发生骨折及成角移位 8 例患者报告如下。

一般资料

男 7 例,女 1 例;年龄 6～11 岁,平均年龄 9.1 岁;手术内固定时间最短 4 周,最长 11 个月;左侧 6 例,右侧 2 例;钢板内固定 6 例,钢丝内固定 2 例;再次骨折 4 例,成角畸形 4 例。住院后均手术取出内固定,手法整复,矫正成角畸形,小夹板外固定。

治疗方法

对手术内固定后再次骨折患儿采取手术取出内固定,中西结合治疗骨折方法,手法复位,矫正成角移位,正确使用骨折移位端段的垫、小夹板外固定,患肢外展 30°两侧沙袋夹挤。行皮牵引制动,可达到治疗目的。

病例介绍

例 1:白某某,男,7 岁,患儿于 1994 年 3 月 14 日被自行车撞伤左大腿部。伤后在当地医院拍片诊断为左股骨干中 1/3 处横形骨折入院行手术内固定治疗,6 周后功能练习。在 1995 年 1 月 18 日下午不慎摔伤患肢后来我院,经门诊拍片,诊断为左股骨中上 1/3 钢板顶端处横形骨折,近端向内移位,入院治疗。手术取出内固定,整复骨折移位,小夹板外固定,行皮牵引制动,4 周后功能练习,6 个月后复查患肢无短缩及成角畸形,立线良好,骨痂形成,无功能障碍,步态完全正常。

例 2:王某某,男,8 岁,内蒙古兴安盟籍。患儿于 1993 年 4 月 8 日摔伤左大腿部,伤后在当地拍 X 光片诊断为左股骨中 1/3 处螺旋形骨折收住院治疗。住院后手术钢丝内固定治疗。术后 2 个月功能练习后发现骨折处向外成角,于 6 月 21 日来我院经门诊拍片(片号 1280)诊断为左股骨中 1/3 处陈旧骨折成角畸形迟缓愈合。入院后用手术取出内固定钢丝环矫正成角畸形,小夹板外固定,患肢外展 30°,沙袋两侧夹挤,行皮牵引制动。4 周后功能练习,5 个月后复查,患肢无成角移位,立线良好,无功能障碍,步态完全恢复正常。

讨论

根据儿童股骨干骨折后的病理生理特点,治疗时应区别于成人。不要片面地要求解剖复位而采取手术内固定。造成患儿整复当中的痛苦及二次手术,增加了感染机会,甚至影响骨折后正常愈合。

根据儿童生理特点:生长速度快,骨折修复塑形能力强,骨骺正处于发育阶段,骨折后成骨细胞活跃,刺激伤侧骨骺充血、使患肢骨折愈合加速,患肢反而见长。为此治疗儿童股骨干骨折着重注意纠正旋转成角畸形及短缩,不要片面要求解剖复位,避免手术内固定。

儿童在 13 岁以内属于发育阶段,生长速度快,骨折后的肢体长短不等可在临床愈合后 5～17 个月内自然纠正,甚至患肢比健侧短缩 3cm,2 年内自发塑形生长纠正,无功能影响。因此 1～2cm 的重叠短缩可减少两下肢的长度差异,愈后可等长。

对于儿童股骨干骨折,用中西医结合治疗、手法复位、小夹板固定治疗,可避免术后再次骨折移位及出现成角愈合。

为此我院经过几年对儿童股骨干骨折的中西医结合治疗取得了良好效果,达到了治疗目的,防止了手术并发症的发生,减轻了病人的痛苦。

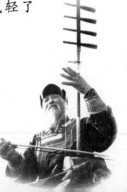

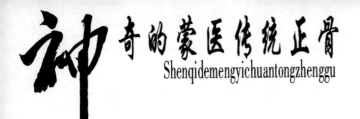

第二章

蒙医正骨的三大特征

MENGYIZHENGGUDE

SANDATEZHENG

神奇的手法复位

简便的小夹板固定

神秘的喷酒按摩

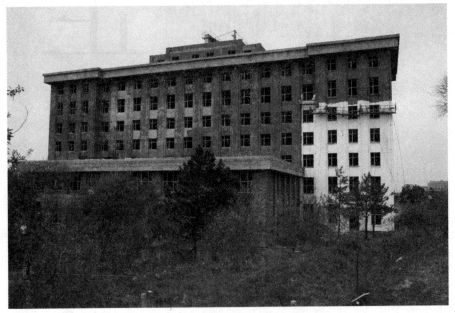

施工中的通辽市蒙医正骨医院新楼

> 文化是历史现象，每一个社会都有与其相适应的文化，并随着社会物质生产的发展而发展。

蒙医学是中国传统医药学的重要组成部分，它那独特的理论体系和丰富的临床经验，是祖国灿烂文化遗产的宝贵财富。而蒙医正骨，是以蒙医基础理论为指导，以自然、绿色、无创伤手法治疗人体骨骼及软组织损伤、内脏损伤的一门临床医学。它是蒙古族在特有的生态环境、生活习俗、文化历史背景下，以特有的思维对骨伤发生与愈合现象的长期观察与积累的结晶。蒙医传统正骨是具有浓郁的蒙古族传统文化特色的医学现象，它与西医正骨不同，也与中医正骨不一样，其"不同"就在于它的"三大特征"——手法复位、小夹板固定和喷酒按摩。

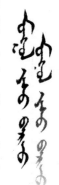

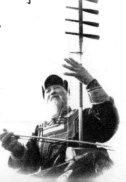

49

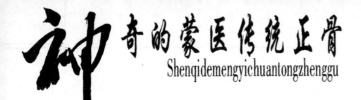

一、神奇的手法复位

今天,人类文明已高度发达,科学给我们带来了前所未有的力量。就人体本身,人的认识已细到基因。

但是,世界上的一切事物无不具有双重性。是现代医学创造了很多奇迹,但是单就骨伤科来说,无论贫富,都愿意使用传统疗法。对于骨折,尽量手法复位,手术是最后的办法,也是没办法的办法,北京积水潭医院创伤科研究所有一位权威教授是这样说的。众所周知,化肥能够提高农业产量,但高产后面跟随着弊病。而"农家肥",只有好处,没有副作用。蒙医传统正骨就像"农家肥",与西医相比具有很多明显的优点,不动刀,不做手术,完全是手法复位,不仅是纯自然,纯绿色,而且在有些创伤的治疗上能达到西医难以达到的效果。

人们在生产、生活中遭到意外是不可避免的,骨伤事故经常发生。

根据骨折的角度,将其分为很多种类:有闭合性骨折和开放性骨折;有成角移位骨折、侧方移位骨折、短缩移位骨折、分离移位骨折、旋转移位骨折;有横形骨折、斜形骨折、螺旋形骨折、粉碎性骨折、嵌入性骨折、压缩骨折、蝶形骨折、凹陷骨折;有新鲜骨折、陈旧性骨折;有内翻骨折、外翻骨折、伸直骨折、屈曲骨折、内收骨折及外展骨折等等。

蒙医正骨治疗范围

1. 骨折

①头颅骨骨伤

②脊椎骨折

③锁骨骨折

④肩胛骨骨伤

⑤肱骨骨折

⑥前臂骨骨折

⑦手部骨骨折

⑧股骨骨折

⑨胫腓骨骨折

⑩足部骨折

2．脱位

①躯干部位关节脱位

②上肢关节脱位

③下肢关节脱位

3．软组织损伤

软组织包括皮、肌、肉、韧带、肌腱、筋、关节囊、骨膜。

①躯干部位软组织损伤

②上肢部位软组织损伤

③下肢部位软组织损伤

④神经损伤

4．内脏损伤

①脑震荡

②脊椎震荡

手法复位有以下几种优点：

①不手术，不开刀，纯自然，封闭式，避免了感染等并发症的产生。

②避免了人体第二次损伤，最大限度地保护伤部周围骨膜、肌筋、韧带、血管及神经系统。

③能够兼顾患者不同年龄、不同性别、不同体质、不同心理特点，把人体看成一个整体系统来诊治。

④注重人体骨骼能动复位与自我修复能力，充分调动骨骼自愈本能。

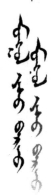

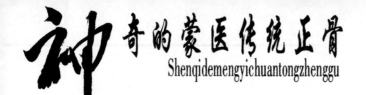

⑤不受地点、时间、环境条件的限制,操作简便,无损伤,痛苦少,愈合快,费用低,效果好,不留伤疤。

以下两项统计足以说明这一点:

①1985~1987年在科左后旗蒙医正骨医院住院治疗的典型病人有1895人,治疗效果统计如下:

部位	治愈率 %	好转率 %	未愈率 %	病死率 %	治愈好转率%	平均住院日数(日)
颅骨骨折	66.7	27.8	5.5	0	94.4	11.8
上肢骨折	76	21	2.9	0	97.1	11.7
下肢骨折	80.3	16.6	3.2	0	96.8	26.5
躯干骨骨折	62.2	31.1	6.7	0	93.3	13
各关节脱位	66.7	18.3	15	0	85	3.2
其　　它	72.0	21.1	6.8	0	93.2	11.5

②从包金山大夫提供的数据看:

前臂双骨骨折,西医用手术治疗,10%的病人骨折不愈合,功能丧失(根据1978年6月19日《人民日报》上发表记者采访尚天裕教授的一篇文章)。而蒙医正骨大夫包金山以传统手法治疗跟踪研究200名前臂双骨折病人,没有一例不愈的,功能不同程度地恢复。胫腓骨折,中医治疗外固定24周;对锁骨骨折,固定6周(河南洛阳正骨医院编写的《正骨简单法》和吉林医大第三医院写的《中西医结合治疗骨折、脱位》)。而包金山对胫腓骨骨折用小夹板固定才5~9周,锁骨骨折绷带固定3周。

中西医结合治疗小儿肱骨髁上骨折,牵引6~10天,再固定2~3周(1974年上海出版社出版的《创伤骨科与断肢再植》)。而包金山治疗小儿肱骨髁上骨折,用小夹板外固定2周。国外报道小儿肱骨髁上骨折治疗结果肘内翻畸形60%;国内资料显示小儿肱骨髁上骨折治疗结果肘内翻畸形占9.57%,有的资料报道肘内翻畸形占30.6%。中医治疗小儿肱骨髁上骨折51例中,有18例肘内翻畸形,占35.8%;骨牵引的19个小儿肱骨髁上骨折,有7例肘内翻畸形，占 38.6%；钢板内固定的 14 名小儿肱骨髁上骨折，有 11 例肘内翻畸形，占 76%（吉林省科技研究室编的《中西医结合治疗骨折》）。而包金山研究治疗小儿肱骨髁上骨折 400 例中，优良者 380 例，占 95%，比较好者 15 例，占 3.75%，肘内翻畸形 5 例，占 1.25%。

　　蒙医正骨治疗不仅手法独特，效果显著，而且价格相对低廉。以治疗一个普通骨折为例，如果在医院，需要进行两次手术，总共费用至少 1 万元以上，且病人必须半年以上卧床休息。而蒙医正骨，每天进行两次检查、按摩仅需 36 元，再加上一些蒙药及住院的费用，几千元便能使病人在 40 天内下床行走。

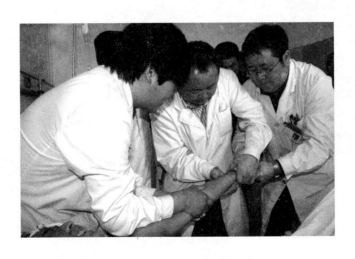

手法复位

　　手法复位有拽撑牵拉、摇摆扭压、抖提压推、挤挣分骨、折顶回触、拢挤捏拿、钩拉提压、挺压撑推、捻滚按揉等十种。因骨伤的情况不同，在整治时要灵活机动，针对性地选择不同的手法，其具体操作法在本书第三章中细讲。

53

治疗脑震荡

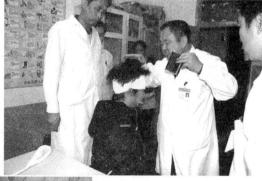

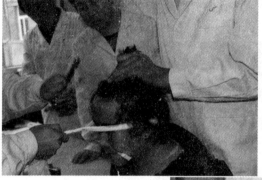

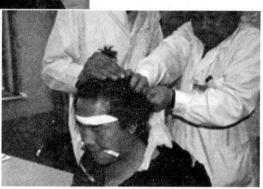

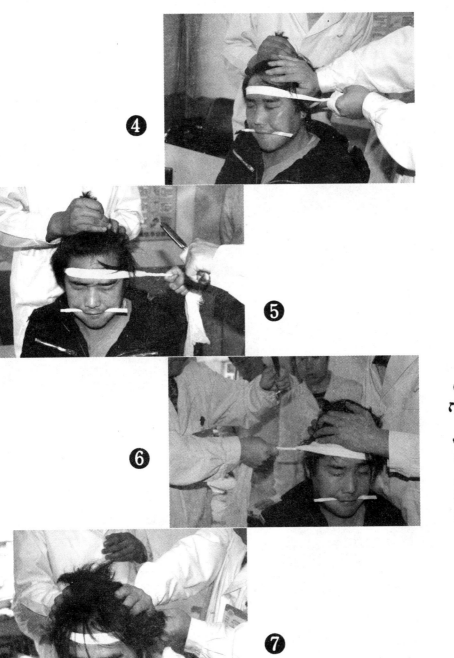

❹

❺

❻

❼

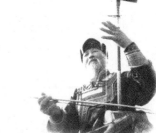

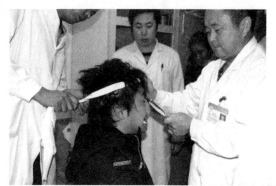

⑧

⑨

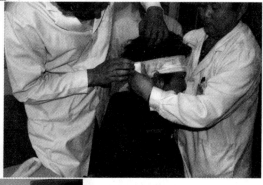

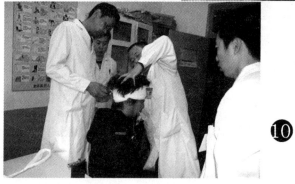

⑩

　　蒙医正骨是蒙古族祖先创造的珍贵财富。随着蒙古帝国与元朝的不断扩张，蒙古民族这一神奇的医术传到祖国大江南北和世界各地。但都在现代医学的海洋中消融，即便在有些地方还保留着传统正骨，但已经面貌全非，失去了其实质。在内地有一个专科正骨医院，其规模不小，名气也很大。但是，他们直接在 X 光下进行手法复位,一来多余折腾病人,二来病人和大夫都遭到了 X 光的有害辐射。在 X 光下复位,看起来似乎很认真,其实在这"认真"的后面包含着其知识上的匮乏和技术的欠缺。就像小孩端水,越是谨慎越要溢;像初学写作的人,越是循规蹈矩,作品更是无滋无味。蒙医传统手法复位,就像艺人拉四胡一样,曲调一定,根本用不着去考虑先摁哪个手指而后摁哪个手指。也像成年人说话一样,谁还说话时老琢磨舌头平直还是卷起,或嘴唇应是圆形还是扁形。正骨人一旦在诊断上有把握了,在实施治疗时就眼到、意到、手到,此时他的看、思、动变为一体,三方动作同时进行,那么自然、那么随心应手。这就是蒙医正骨——手法复位。

在采访时阿其拉图大夫给笔者讲了这么一个故事:他在通辽市蒙医正骨医院传统骨科上班时接诊了一位股骨骨折的患者。阿其拉图大夫用拽撑牵拉、摇摆扭压等手法,几来几去,就把骨折复位了。一般把骨折整复后立即拍片,与整复前的对照看,检查整复的效果。不巧,那天医院停电,没法拍片检查,可是患者知情心切,硬从临近的结核病防治所请来 X 光大夫带床头 X 光机来。大夫拍完 X 光片后把机器带回去冲洗片子,患者家属也跟去了。不一会儿,照片冲洗了出来,大夫看片子没发现丝毫问题,信口说了一句:"根本没骨折。"听 X 光大夫这么一说,患者家属就着慌了,明明是骨折,怎么没照出来呢? 于是,他就认定大夫把好腿当伤腿照了。他 X 光片一拿,急忙跑回正骨医院,推门进来就对阿其拉图大夫说:"大夫,你们搞错了,把好腿当伤腿拍照了!"阿大夫问明白了,然后胸有成竹地解释说:一条腿用小夹板固定着,而另一支腿什么也没有,即是傻瓜也不会把好腿当伤腿拍照。他拿 X 光片一看,断骨复位得比想象的还好,细看才能看出两截骨的衔接处有模糊不清的一条线。这只有专科专业人员才能看出,而前来拍照的是结核病所的大夫,对骨科不大专业,所以他把复位得特别理想的片子看成是没有骨折了。

57

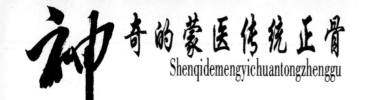
二、简便的小夹板固定

蒙医正骨手法复位后,根据骨伤部位、骨伤程度用以小夹板固定。

小夹板是用以柳木、松木等木制作,外面用以耐透气的棉制纱布包装一层的小板条。根据人体各部位,其长短、宽窄不一,弯曲各不同。在用小夹板固定时,根据断骨的对位需要,还需要垫几块压垫。压垫是用纱带叠做,其厚度、形状以及放的位置,按骨骼与肌筋间形成的几何力学原理来定。把压垫放于准确点上,把夹板长短、宽窄和形状选好并夹住骨伤部位后再以三条纱带绑上,加以固定。绑的松紧要适度,即固定断骨,又不影响血液流通、不压神经。小夹板固定对骨折的自然愈合过程无干扰,对肢体无损伤,简便安全,又很经济,容易被患者接受。

小夹板固定,是传统正骨的重要环节。骨折、脱位的整复成果要靠固定来保证。因为折断的骨或脱位的骨整复后仍然受到肌肉、筋腱、筋膜的拉力,受折断骨的远段重量等影响,整复后的解剖对位、功能对位随时发生改变。再则,小夹板外固定不仅保持伤骨的解

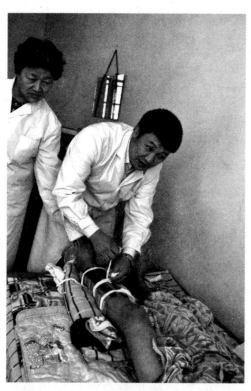

小夹板固定

有些部位只能用纱带固定

剖对位、功能对位，它的持续力还会修补手法复位没完全达到的对位程度。另外，骨折、脱位经固定后患病部位进入稳定状态，相对静止，会减轻疼痛。

小夹板固定，适应肌肉伸缩引起的关节压力变化，切合于肢体外形，不影响关节动弹，有利于功能恢复。它不折、不弯，对伤骨不产生沉力，易吸收汗，便于喷酒按摩，有利于散热透气。

小夹板根据人体各部位，有各种各样，固定时要选准长短、宽窄、弯曲、软硬度。

有必要时也用纱带来作补助固定，也有单用纱带来固定。

小夹板固定时需以纱带为压垫，以便强化骨折功能对位和解剖对位的力度，也有利于进一步修整手法复位所留下的缺憾，还防止可能发生的再移位。

压垫有正方形、长方形、三角形、圆锥形、球形、梯形等。根据骨折部位、形状和可能移位的方向，也根据加压力度大小的需要，选好压垫位置，选对压垫的形状。

压垫软而有顶力，不伤皮肤，易吸汗，不妨碍喷酒的酒沁入皮肉，不影响气血流通，不压迫神经，保持恒温。

小夹板和压垫，由绷带来固定。绷带常用三点式，有时也以二点式固定，系绷带松紧要适度，紧了影响气血流通，松了达不到固

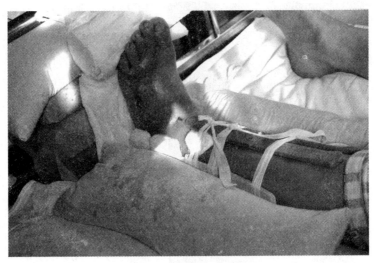

必要时以沙袋补助固定

定的目的。绕绷带时绷带不能交叉，一般绕两圈就可以。绷带不交叉，一方面拉力均衡，另一方面有利于患处的变化而自然松紧。

小夹板固定，适合于蒙医正骨"动静结合"的原理。它有相对的弹性，固定而又不死板，有利于骨痂形成。

蒙医正骨小夹板固定比起西医和中医石膏外固定和钢板内固定有很多优越。它既简便又经济，尤其对骨骼生骨痂和伤肢功能恢复有很大好处。在这方面，内蒙古民族大学附属医院传统骨科主任阿其拉图大夫有一论文表述得更为具体：

我院自 1999 年 3 月至 2001 年 12 月对克雷氏骨折采用手法复位小夹板固定及手法复位石膏固定治疗、疗效对比，现报道如下。

1. 临床资料

98 例患者分成两组，第 1 组 49 例，其中男 20 例，女 29 例，年龄 37～75 岁；第 2 组 49 例中男 24 例，女 25 例，年龄 36～79 岁，平均 60 岁。98 例患者均属跌打、打击伤 1 小时至 14 天之内的移位克雷氏骨折患者。

2. 治疗方法

整复:手法复位。一般无需麻醉,患者取坐位或仰卧位、屈肘。两人复位法:患肢前臂内旋手心朝下,助手牵拉固定前臂上段(骨折近段),术者双手拇指布于骨折断端背侧,指端扣住骨折线部位,余指布于腕掌侧对抗牵引约3～5min,此时让患者平稳。张口呼吸、全身放松,骨折如有桡偏,医者用同侧食指用力向尺侧推,估计已达到复位,再整复背侧位,继续对抗牵引下双拇指重按远断端的同时做腕背伸加大骨折线的掌侧成角作反折,这瞬间术者双食指顶近断端,双拇指按远断端作屈掌尺偏,术毕用手指触摸复位效果。三人复位法:病人前臂内旋,手心朝面,拇指朝上,一助手牵拉前臂上段,另一助手牵拉拇指,掌部作对抗牵引约3～5min,术者双拇布于骨折线北侧,余指腕部掌侧,再加大持续牵引下向掌侧方向加压,使骨折线向掌成角加大作反折,在这一瞬间余指向背侧方向提远断段,双拇指按远断端,同时令助手作屈掌尺偏,此时,如有桡偏用双拇指推向尺侧,余指环抱尺侧,作对抗加力。复位完毕,用手指触摸复位效果。这两种复位方法主要采用牵引反折、提按、屈掌尺偏方法。一般在1～2min之内完成。

固定:①小夹板固定:术前预备前臂夹板一套,纱布垫大的(约4×6cm)两块,小的(约2×2cm)两块,寸带(布带)三条,整复成功后持续牵引下骨折远断端背侧、远侧放一块纱布垫,近边超骨折线0.5～1cm,然后在骨折线掌侧近断端超骨折线放一块纱布垫,两侧纱布垫重叠1cm,然后根据骨折移位方向尺骨茎突及桡骨头侧面等部放小纱布垫,植夹板后用三条布带捆扎,观察末梢血运2～3小时方可休息,以后每日观察末梢血运,捆扎布带的松紧,按摩,功能锻炼3～4周后拆外固定,功能锻炼。②石膏固定:第2组在整复满意后持续牵引下行前臂石膏管型,掌屈尺偏位固定,4～6周后拆除,二组功能锻炼贯穿于固定后始终,固定后第一天疼痛缓解时起鼓励病人功能锻炼,指间关节、掌指关节、腕关节活动等,内服活

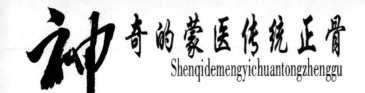
血化瘀、消炎、止痛药物治疗。

3. 治疗结果

98 例患者在 6 个月后随访其结果以功能鉴定为准：第 1 组 49 例中，优为 31 例，良 15 例，一般 3 例；第 2 组 49 例中优 11 例，良 17 例，一般 18 例，差 3 例。第 1 组优良率 94%，第 2 组优良率 57%。骨折愈合时间第 1 组 21～28 天，平均 23 天，第 2 组为 28～48 天，平均为 32 天，第 1 组明显愈合快，后遗症少。

4. 讨论

克雷氏骨折可改变关节的正常解剖，并使桡骨背侧腱沟错位，肌腱亦发生移位或斜行，手法复位是治疗克雷氏骨折的主要治疗手段，采用牵引、侧推、反折、提按、屈掌尺偏法。固定恰当是使骨折不再变位的保证，也是决定骨折愈合的重要措施，石膏托或管型石膏固定其不足就在肿胀消退后松动，不便随时调整，错位畸形愈合。因腕关节被动消极固定，不能进行恰当的功能锻炼，影响骨组织的修复能力及关节活动功能，使骨折愈合过程延长及关节功能障碍。在我院门诊中有不少病人是外院石膏固定的患者，其腕关节的僵硬和畸形愈合是很常见的，小夹板固定纠正了他们的不足，既可及时调节扎带的松紧度又使其紧贴骨折部，还能有效地控制掌屈尺偏位置，可防止骨折远端向背、桡侧变位，维持骨折复位后的稳定。其最大的优点是能早期地进行功能锻炼，使血肿吸收快，骨痂形成早，减少后期功能障碍。

阿大夫在这里对比谈了小夹板固定和石膏固定。而西医手术钢板内固定与小夹板外固定比较，内固定有三点最突出的弊病：(1)钢板内固定，不仅使伤处周围软组织受损，影响愈合时间，而且还必须第二次手术取除钢板，使患者第二次遭罪；(2)有些患者产生钢板过敏，造成骨不连现象；(3)钢板必须以穿骨头的钢钉来固定。而穿骨头的钢钉位置不易修复，在那位置上很容易造成二度骨折。

三、神秘的喷酒按摩

喷酒,是蒙医正骨的一个特征,不仅在正骨时喷酒,而且在整个愈合期和功能恢复期每天都需要进行喷酒按摩。

喷酒每次都喷三口,每次都发出长长的啸声,显示其喷发的力度。

在萨满教观念中,某些数字具有特定的意义,它超出数字本身的数学含义,成为象征符号属性。而"三"是最早被萨满教神秘化的数字,是萨满教作为仪式活动和祭祀、祈祷行为的基本单位,也是萨满教的圣数。

前面我们已经讲过,蒙医传统正骨的传承和发展与蒙古萨满教有着密不可分的关系。蒙医传统正骨在按摩时喷三口酒,就是来源于萨满教崇上"三"这个数字的观念。

按摩有 14 种手法,即捻、滚、压、擦、揉、摇、搓、推、掐、嵌、撑、捏、拿、颠等,根据骨伤不同部位和骨伤形状、程度,选用相应的手法来按摩,按摩规程在本书第三章里有表述。

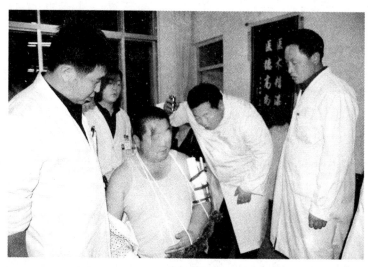

喷　酒

下面是包金山教授关于喷酒按摩的论文摘录:

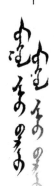

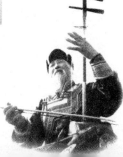

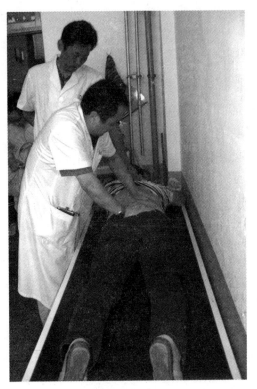

按 摩

喷酒正骨法是一种精神疗法

在诊疗、护理过程中病人的心理反应是十分复杂的。疾病影响着病人心理，而心理反应又可积极或消极地影响疾病的进展。治疗不仅控制疾病的发展，也同时作用于病人的心理活动。因此，认识和掌握病人的心理活动是非常重要。尤其是骨折复位的一瞬间是十分重要的，而那时病人，忧虑重重，情感压抑，思考着断的骨头是否能恢复原状，自已能否忍受复位时的疼痛。各种焦虑、担忧等复杂的心理状况，使病人精神十分紧张。所以交感神经兴奋，毛管收缩，毛囊的血液供应发生障碍，消化系统等均受之影响。这时，如果用喷酒正骨法就会有独特的精神疗法作用。虽然注意力是由外部客观条件引起的，但是它通过内部主观条件起作用，主观条件也是引起注意的重要因素。一种强的声音、刺激、客观的变化都是引起注意力分散的条件。在治疗时，医生首先呷一口酒喷于患处，连续三次，喷出的"吱"的强烈、短暂、暴发性很强的声音，顿时分散患者的注意力，各种杂念在瞬间消失，消除了紧张情绪，肌肉也变松弛，医生乘机迅速复位，而患者在那复位瞬间思维还在那一声喷酒哨声中回旋，减少了其痛觉，待其回过神来，伤肢已复位，于是患者更是产生了良好的心境、康复的希望、信任的目光、如意的感觉，很好地配合了医生的治疗，能自觉地树立意志和控制自己的体位，这样病情就会迎刃而解了。这就是喷酒正骨法的精神疗效作用。那么，喷酒的声音为何具有如此大的吸引力呢？这就是因为声音在空中传播时为纵波，称之为声波。其特点是具有穿透性，除了噪音以外对人体有益的声之一就是超声波，它具有良好的方向性、穿透性、折射性和频率高等特点。喷酒的口哨声正是利用声波的穿透性、折射性达到意到、声到、气到的效果，也就是以声带气，气随意走，是一种特殊的疗法。

在喷酒正骨中，了解机体与精神的关系是很重要的。依据《内经》的理论，精神活动是生命机能的一种。如果情感思虑过度，失去调节，会损害身体。"怒则气上，喜则气缓，悲则气消，恐则气下，惊则气乱，思则气结"，"七情"过激或过度，就会引起气运失调，造成疾病。所以在喷酒正骨中要用喷酒这种形式治疗其精神上的疾病，正骨法治疗其肌体上的损伤。另外，喷酒正骨中要注意心理因素对于人的健康的重要作用。我国三国时期的周瑜，虽然才华出众，机智过人，但诸葛亮利用其器量狭小的弱点，巧设计谋，气得他"金疮迸裂"，断送了风华正茂的生命。同样在骨伤病人中，有些患者思虑过重，胆怯恐惧疼痛，当他坐在医生面前时，也会有浑身发抖，面色苍白，甚至昏晕等

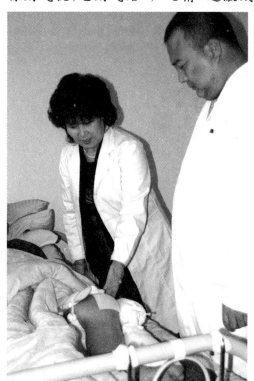
天天复查，不断调整固定

65

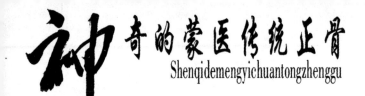

现象,这时医生要注意首先解除患者的精神包袱,先轻轻地按摩患处,待病人情绪稳定之后,再喷酒,分散其思维和注意力,迅速使伤肢复位。

早在中世纪,被称为"医学之王"的著名医生伊本·西拿,曾把两只公羊分别系在两个不同的地方,给予同样的食物。让其中的一只公羊经常看到狼在它身边窥视,因而整天提心吊胆,恐惧万分,精神一直处于高度紧张的状态。不久,这只公羊就死了,而另一只公羊没有恶狼的威胁,一直活得很好。这些实验研究表明,情绪紧张和忧虑恐惧是健康的大敌。

喷酒正骨法要比枯燥、单一的正骨科学效果好得多。同步为骨折的两个骨伤病人接受治疗,对一名病人采用喷酒正骨法,由于喷酒的口哨声分散了患者的思维和注意力,全身放松,肌肉松弛,医生就迅速、干净、利落复上位,减少了患者的痛苦,骨折愈合快,疗效好。如果对另一个病人实施不喷酒正骨法则病人精神处于高度紧张,肌肉紧张,任你磨破嘴皮子仍劝说无效,怎么也分散不了其注意力,复位就遇到困难,往往是患者受苦,医生受累,疗效不佳。所以说,喷酒正骨具有其独特的精神疗效。

喷酒正骨法是一种气功疗法

气功是我国宝贵的文化遗产,是祖国医学的重要组成部分。"吐纳"、"内功"等都属于气功的范围,"气"的含义是非常广泛的,包括物质和功能两方面,从人体来讲,气是一切生命活动的物质基础,又是脏腑生理活动的功能表现,并概括了全部生命活动。生命运动停止了,气也随之消失了。如:"呼吸之气,水谷之气"则属于濡养周身的精微物质,而元气五六腑之气则属于人体的功能表现。喷酒正骨时,医生要排除杂念,意守丹田,以求意导气到,呼气呷一口酒将肛门一缩一提,小腹内收后贴,把酒突然喷于患处,进行手法复位,能做到意到、酒到、气到、眼到、手到、力到,刚中有柔,柔中有刚，喷酒正骨才能收到预期的效果，使患者感觉疼痛少，似有阵阵凉风吹在患处，复位之后更是舒服、惬意，这是因为医生伴着喷酒哨声将气与酒同时喷出，哨声越大、越强烈，就表明气力越大，患者就越舒服，正如天气十分炎热时，人们就会用一些能扇风的东西来扇风取凉，寻求凉爽、舒服。医生喷出的酒均匀地、有力地落在患处，使其汗毛孔张开，吸收和排斥力量的能量发生转化。动不了的伤肢，一旦得到用气喷的酒，这种特殊的、强烈的外力顿时改变原来相对静止的血液之间的关系，"赫依"、"希拉"、"巴达干"的活动开始正常运行，加速骨折的愈合。

这种用气将酒喷出，治疗骨折法也是物理学道理，任何物体的静止都是体现排斥力的能量和某种转化结果，所以相对静止物质一旦得到外力改变吸引和排斥之间的关系，运动状态即发生变化，患者相对静止的伤肢与缓慢的血液循环一旦得到了医生用气喷出的酒的作用，患处周围的各个毛细血管、毛孔都舒展开来，"血随气流"，改善血液循环，补气养血，温经通络，使复位之后无肿胀，无血管堵塞现象发生，可见喷酒治疗中气起到了很重要的作用。《难经·第八难》中说："气者，人之根本也。"元朝王履也说："人之所以藉以生者，气也。"喷出的顺数条射线酒与气直接落于患处，减少疼痛作用是无可否认的。正如古代用一块或几块兽皮缝制成的大皮囊（革囊）先将气吸进去，然后慢慢将皮囊压扁，使气从一个孔中排出，使炉火燃烧更旺，这种现象在今天也不乏其例。如手指磕破了一块皮，疼痛时病人首先想到的就是用嘴吹，吹气以减少痛感。其实气从一个孔排出就成为风，这是风的动力所致。

特别是喷酒时要达到"内气外放"。从其现状来看，放出的气实质是一种电磁波，是人体在特殊感应时的射线，是由于人体电场作用下产生的一种带能量的带电粒子流。正如气功专家马春所说："气功发出来的外气，是一种信息，信息是一种物质，普通肉眼看不到，但在病人身上可以感觉到，如同电视发射台发出的信息，

67

肉眼看不到,但在电视接收机的屏幕上就能反映出来,这是相似的道理。"喷酒正骨也正是运用一些物理原理用气功治疗骨折的独特疗法。

如今仍用喷酒正骨法治疗骨折的蒙古族正骨医生,经过不断的探索与实践,终于发现了喷酒正骨的奥秘与作用。蒙古族这种独特疗法,仍然在为人类的健康服务着。

复位演示图

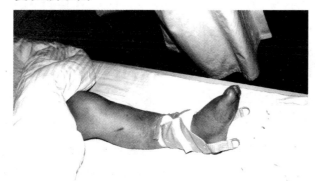

复位之前套上皮牵引套

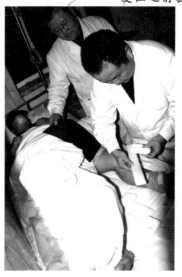

准备好小夹板、压垫

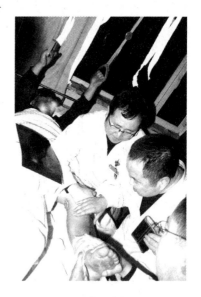

喷 酒

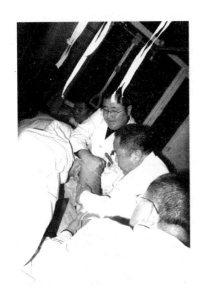

手法复位

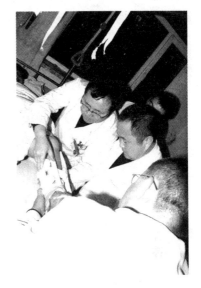

放压垫、小夹板

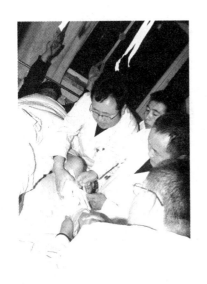

先系中间绷带

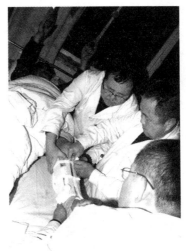

再系上段绷带

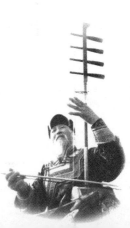

69

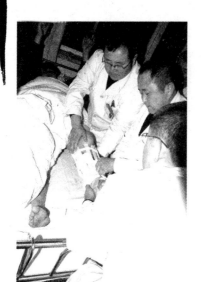

后系下段绷带

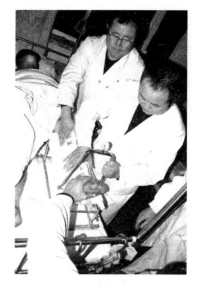

准备皮牵引

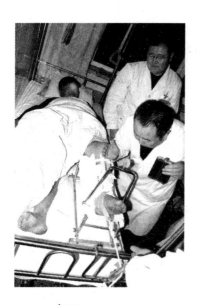

喷酒

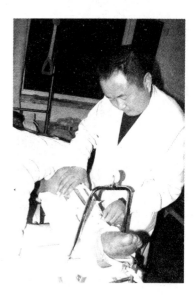

做皮牵引

第三章

蒙医正骨理念及实践经验归纳

MENGYIZHENGGULINIAN

JISHIJIANJINGYANGUINA

包金山正骨理念和医术归纳

阿其拉图正骨实践经验归纳

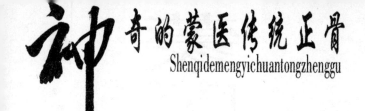

神奇的蒙医传统正骨

Shenqidemengyichuantongzhenggu

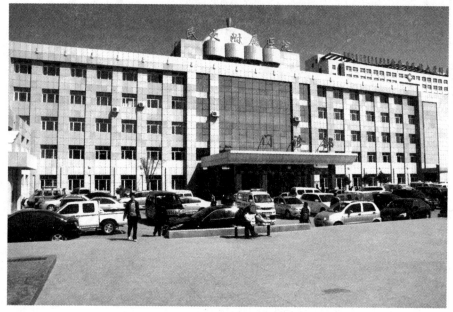

内蒙古民族大学附属医院蒙医正骨科大楼

科学理论的重要意义在于它能指导人们的行动。没有理论指导的实践是盲目的实践。

一、包金山正骨理念和医术归纳

新中国成立以来，我们多年高喊"改造自然"、"战胜自然"，实施"改造自然"的战役，其结果没收到实质性的效果，反而环境遭到破坏，生存条件越来越恶化。近年来，我们从沉痛的教训中才逐渐苏醒过来，开始重视"保护自然"、"利用自然"。而蒙古族自古就认识到了保护自然，与自然和谐共存的重要性，创造了以生态文明为基本特征的游牧文明。它以合理而有效地利用和驾驭自然资源及自然力，寻求一种人与自然的高度协调性。

蒙古族的这种原始自然观和它的原始宗教萨满教一同产生，并交织在一起。而萨满教的"天人合一"生命自然观又决定了蒙古族传统正骨疗术的自然和谐的根本理念。

蒙医正骨学是属于传统的，具有丰富临床实践的民族医学，在它的理论中，有机结合了古代朴素的唯物主义思想和独特的临床经验，在基础理论、诊断方法、治疗原则、发病机理等各个方面都体现着系统方法的整体性原则、最佳化原则、动态性原则的原形，从功能与结构相统一，空间形态与时空过程相统一上来认识人体，认识疾病。

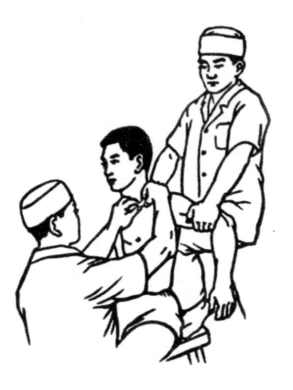

锁骨骨折复位法

系统是一个整体，具有只存在于整体水平的属性、功能、行为、规律，它原则上不同于组成这个系统的诸要素为基础，通过要素之间的相互联系与相互作用而产生的。任何存在系统都不是孤立的。只不过是构成更大系统的"子系统"，其整体性的形成和发展受其"母系统"（环境）的控制和支配。人体是最典型的系统，互相调节，达到协调，人体才会保持在健康的最佳状态。这就是说，五脏六腑与肢体组织（肌肉、皮肤、脉管、筋膜、骨骼）、外部器官（眼、耳、口、舌、前后阴）等都是有机联系着的整体。如五脏之间有着相互资助与约制的关系，六腑之间有着承接合作的关系，脏与腑之间有着表里相合的关系，五脏与肢体五官之间有着所主与归属开窍的关系等等。这就构成了人体内外各部功能上互相联系的整体。

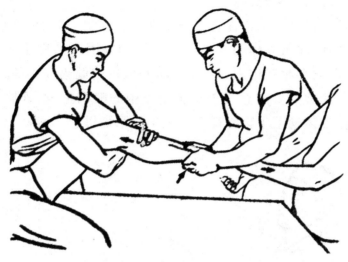

胫骨端提法

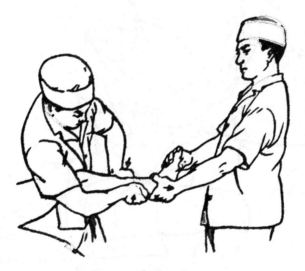

胫骨捺正法

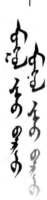

　　在蒙医正骨的理念中,把人体和疾病看作系统,认为"整体不等于部分之和",严格区分系统质和要素质,把重点放在系统质上,强调整体最佳,寻求满足整体的最佳途径。

　　通辽市蒙医正骨医院名誉院长、蒙医正骨主任医师包金山提出的传统正骨疗法"六则",体现了系统论中的动态性原则,把人和

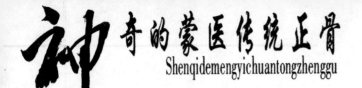

骨当作耗散结构来看待。

　　包金山正骨学中包含着生物心理社会医学的雏形。他注重人体的整体性,注重人体与自然、社会、心理等因素的密不可分的联系,而这些联系相互作用、相互影响,对人体的健康和疾病、治疗与预防有着非常重要的意义。蒙医正骨中的喷酒整复、外固定、"九结合"等,都体现了生物心理社会医学的系统思想。

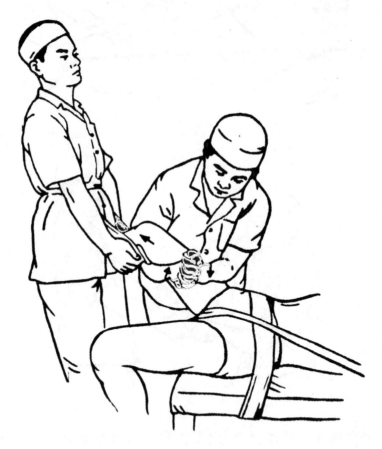

股骨端提、捺正

　　"精、气、神"是人体三宝。"精,泛指构成人体和维持生命活动的基本物质,亦指生殖之精。"(《中医大辞典》)。气,指构成宇宙万物的最根本的物质实体。生命的维持全赖于气。神,指人体生命活动的总称,包括生理性或病理性外露的征象。从狭义上说,是指思维意识活动。医学的对象是人,而人生活在自然界,自然界必然对人的生命活动产生影响,使人发生各种各样的生理、心理、病理变化。因为整个宇宙包括人类都是物质性的"气"的运动中,"气"是构成宇宙万物和人的最基本的精微物质,人在"气"的运动中相感相应。

蒙医正骨是以蒙医人体"精、气、神"三宝和"赫依、希日、巴达干"三元为基本理论,激发和调动人体潜能,以能动整复与功能愈合为理念,以物理学、几何学和生物力学为原理,以手法复位、小夹板外固定和喷酒按摩为特征的疗术。

蒙医正骨疗法以呵护自然法则的生命科学观及方法,结合能动复位与自我修复,重视和调动人的自愈本能,激发和调动人体的应激本能,手法复位、小夹板固定、喷酒按摩、对症下药、调节饮食、功能锻炼来整体治疗骨伤。包金山把骨伤的诊治要素归纳成"八大要素":

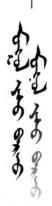

诊断要正确

复位要完整

固定要牢靠

按摩要始终

用药要恰当

护理要到位

锻炼要坚持

医患要配合

要在诊治的整个过程中处理好以下五个关系,即:静中有动,动中有静,动与静的关系;局部固定,整体锻炼,局部与整体的关系;治疗骨折,兼治肌筋,筋骨关系;短期固定,早期活动,固定与活动的关系;内因是根据,外因是条件,内因与外因的关系。

对骨折的整复有以下三种要求:

（一）解剖对位。所谓"解剖对位"就是整复后所有移位骨折完全矫正，对位对线完全达到了解剖学位置，愈后能够完全恢复原有功能。

（二）功能对位。所谓"功能对位"就是整复后的重叠、成角、旋转、分离移位等现象基本上得到矫正。留有部分侧方移位，少量分散，但长度足，立线好，外观正规，骨折愈合后肢体功能可完全恢复或基本恢复正常。

"功能对位"的具体标准是：

1. 对位：手骨干骨折的对位至少 1/3 以上，儿童干骺端骨折对位不能少于 3/4 左右。

2. 对线：一般成人整复后的残余成角不宜超过 10°，儿童不宜超过 15°。

3. 长度：下肢骨干骨折，儿童允许有 2cm 以内的缩短，成人则不允许有 1cm 以上的缩短畸形。另外，因患者的年龄、职业及骨折部位的不同也可灵活掌握整复标准。

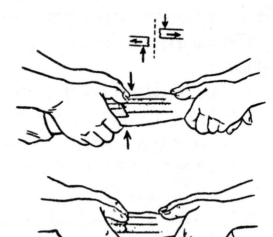

端提法矫正上下侧方移位

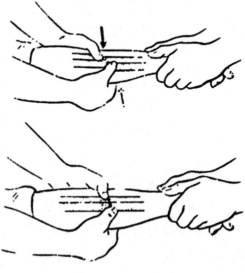

捺正法矫正内外侧方移位

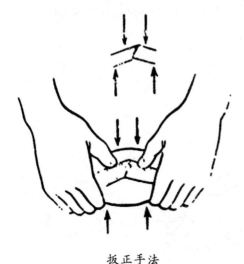

扳正手法

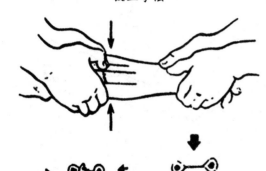

分骨手法

（三）一般对位：所谓"一般对位"就是整复后对位较差，各种移位都没得到满意的矫正，而留有轻度畸形，愈合后不能恢复正常功能。但老年人体质较弱或其他慢性疾病患者等，只要骨折愈合，生活能自理即可。儿童处于迅速的发育阶段，骨骼塑性能力强，一般骨干骨折，虽有重叠和轻度成角畸形，但在发育过程中也可能自行矫正，而不影响发育和功能。

蒙医正骨疗法中蕴涵着局部与全身兼顾、愈合与功能并重的整体观以及肢体与全身归一、脏腑与器官一样、身体与功能统一、人与自然合一的整体治疗理念。其精髓归纳为"三诊、六则、九结合"。

1. 三诊，即诊断的三种方法

人的肢体某处受伤，欲确定是否骨折，以及骨折性质、类型等，必须以慎重的态度进行细致的检查。

蒙医正骨诊断方法，主要包括眼观（望）、心思（问）、手摸（切）三种。

1. 眼观：观察病人的一切现象，确定受伤部位和受伤程度。即观察病人的年龄、姿态、表情、伤肢肿胀程度、成角、弯曲、倾斜、旋

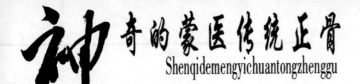
转、缩短、高突、凹陷等畸形状况,另外还要看伤口和伤肢的功能情况等等。

(1)年龄:年龄不同,容易受伤的部位也不同。如儿童易发生肱骨髁上骨折;老年人易发生股骨颈骨折;幼年时,易发生桡骨小头半脱位;少年时期肋骨骨折少见。

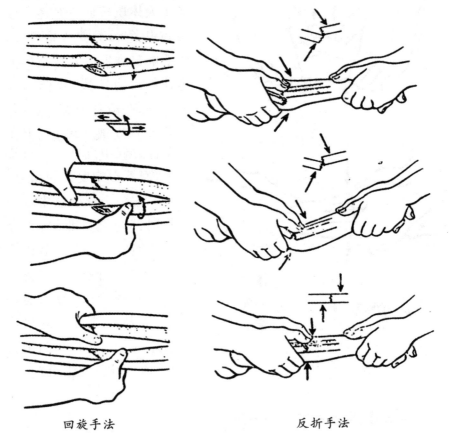

回旋手法　　　　　　　　　　反折手法

(2)姿态:受伤部位不同,伤肢姿态也不同。如锁骨骨折时,伤肢肩部比正常肢肩部低,病人将头偏向患侧;下颌骨骨折或脱位时,张口或闭口难;上臂骨折时,伤肢肩部往前下斜,上臂与地面呈垂直位等。

(3)表情:观察表情判断受伤部位和受伤轻重。如面色苍白,额冒冷汗,从耳鼻流血或脑脊液,意识障碍,则为颅骨骨折,而且较重;肋部受伤后咳嗽,且咳嗽时受伤处有疼痛感,但是大喘气时没有疼痛感,则为肋骨骨折且较轻。

(4)肿胀:受伤处或它的下部肿胀较重,周径变粗、淤斑、起水泡(血泡),则有骨折存在。若伤肢皮色紫绀或紫青,则肢端血流受阻,可见血管压迫或损伤。

(5)伤口:受伤局部有出血情况。观察伤口,若伤口出紫暗色血而浮有油珠者,则为开放性骨折;伤口出鲜红色血液喷射,则动脉损伤;伤口有脓液,则已感染。

(6)畸形:伤肢某处改变为突起或凹陷,成角或弯曲等各种畸形,则标志有骨折。如横断骨折的肢体呈成角畸形,斜型或螺旋型骨折的肢体呈旋转畸形;桡骨下端骨折的手腕部呈"餐叉"畸形;股骨颈骨折的下肢呈外旋畸形;髋关节后脱位的呈下肢缩短畸形;髋关节前脱位的呈下肢变长畸形。另外,骨折重叠者,伤肢缩短,骨折间隙者伤肢变长;关节处骨折

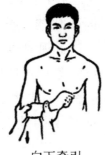
向下牵引

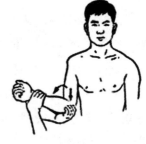
外展、外旋

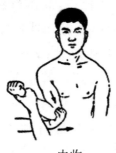
内收

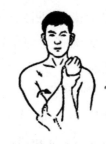
内旋将伤肢手掌
搭于健侧肩上

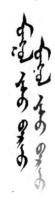

的肢体变粗畸形,侧方移位骨折的肢体伤处一侧凹陷,一侧凸起的凹凸畸形。

(7)功能:伤肢功能完全丧失,则标志全骨折;受伤的肢体能举能抬,但伤处锐痛,则标志不完全骨折;骨干部位的关节异常活动,

81

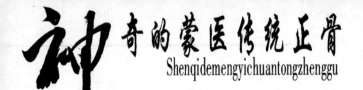

则标志骨折。

2. 心思：观察病人时要考虑季节、多发病、病因及症状，必须心中有数。

(1)季节：根据气候变化诊断骨折。

春季温风，阳气生发季节。人的活动多，各种骨折普遍多；风胜则肢体疼痛，游走不定，痛无定处，考虑到骨折后的疼痛和功能状况。

夏季火热，肌腱松软，骨折较轻；热邪则多汗烦躁，考虑到骨折后的表情，热胜则局部暑火红肿，考虑到骨折后的肿胀。

秋季湿热，是天气逐渐变化的寒热交争之季节。人们收回成果，准备过冬，工作量增多，骨折现象也增多。湿胜则肢表浮肿，筋脉收缩，松懈无力，伸屈不灵，考虑到骨折后的肿胀畸形和功能。

(2)多发病：幼年时期桡骨小头半脱位多；少年儿童肱骨髁上骨折多；老年人股骨颈和桡骨下端骨折多；成年人骨折移位多；少儿、青年肢骨折多。

(3)病因：造成骨折的因素是多种多样的。若直接暴力造成的多为横断、凹陷或粉碎性骨折，周围软组织损伤较多；若间接暴力造成的多为畸形或螺旋形骨折，周围软组织损伤较轻；若肌肉收缩引起的骨折多为肱骨干和髌骨；若骨骼本身有骨肿瘤、骨结核等病，则无感觉暴力造成易折断；若小儿骑驴或自行车摔倒，一般肱骨髁上骨折；青年人、成年人骑马或从高处摔倒，一般锁骨骨折或肩关节脱位；老年人滑倒一般股骨颈或桡骨下端骨折；骨盆和肋骨骨折一般由被撞或被压等暴力引起；尺骨骨折多数由打架造成。

(4)症状：移动伤肢时疼痛加重，则有骨折存在；触摸时，伤处有局部性压痛，则有骨折；骨的远端沿其纵轴叩击时，患肢某处疼痛明显，则疼痛点就是骨折处，骨折则锐痛；发炎、化脓则跳痛；骨肿瘤则钝痛；肌肉劳损则活动时疼痛加重；内有炎症，则肿与痛多同时出现；外伤肿出于痛止后；肿瘤疼痛出于肿物之后。

3. 手摸：手法检查在骨折的诊断中占主要地位，术者通过轻巧的手法检查伤处肿胀、畸形等形态的改变，如疼痛、软硬、麻木、温凉、波动、摩擦等感觉的异常和伤肢功能障碍、假关节活动等功能变异，可手摸心会。

(1)摸诊管骨无移位的骨折：胫骨为例，小腿伤处微肿，触摸时肌肉紧硬(儿童)或肌肉出现不明显的横沟(青年人)或肌肉松软(老年人)，则诊断为胫骨无移位的骨折。

(2)摸诊偏平骨无移位的骨折：以肋骨为例，首先用双手对受伤处的胸部和腰部对挤找到疼痛点，然后，手指按住痛点上令病人咳嗽时，如果疼痛加重则诊断肋骨骨折。

(3)摸诊不规则骨无移位骨折：以脊椎骨为例，让病人坐正，用手轻叩其头顶或两肩往下垂直方向推压时腰部某处产生疼痛，然后在疼痛点的两侧用两拇指对挤，锐痛加重，则诊断为脊椎骨骨折。

(4)触摸伤肢产生摩擦音诊断骨折类型：用手触摸、拿捏伤处，拉摇伤肢远处。若骨摩擦音又真、又松、又短，则横型骨折；若骨摩擦音连续性，面积较广，则斜型骨折或螺旋型骨折；若骨摩擦音分散而没规律，则粉碎性骨折；若骨摩擦音不真清，多发"喀嚓"小声，则嵌入性或压缩性骨折。

(5)触摸患肢产生假关节活动诊断骨折类型：摇摆、旋转、折顶伤处两端时，若双骨的伤处在一个平面上形成假关节，则粉碎性或横断性骨折；若双骨的伤处不在一个平面上形成假关节，则粉碎性或横型骨节，则斜型或螺旋型骨折。

(6)触摸患肢异常活动确定骨折的移位方向：以肱骨髁上为例，拿捏肱骨髁上内、外、前、后和折顶前后，若前侧近端异常活动明显而后侧易成角，则远端骨折线自向后上方斜，近端骨折线自向前下方斜；若后侧近端异常活动明显而前侧易成角，则远端骨折线自向前上方斜，近端骨折线自向后下方斜。

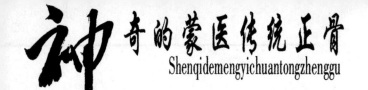

眼观、心思、手摸三者在诊断骨折中是相辅相成的。比如,看到老年人膝关节肿胀、淤斑、伤肢外旋畸形后立即思起老年人滑倒股骨颈骨折是多发病。经摸压股骨大转子或轻巧手法内旋伤肢时,有骨摩擦音或胯部剧痛,则诊断为股骨颈骨折。

2. 六则,即治疗骨折必须遵循的六个原则

（一）手法复位

正确合理的手法整复,会使骨折部位基本上保持损伤后血液的供给,骨折端快速愈合。包括放松患肢、拽撑牵拉、摇摆扭压、抖提压推、挤割分骨、折顶回触、拢挤捏拿、钩拉提压、挺压撑推、捻滚按揉等十种手法。

（1）放松患肢:肌肉放松是整复成功的关键一环,骨折整复时把伤肢放适当位置（肌肉放松位置）。如,髌骨骨折整复时把伤肢膝关节处于伸直位置等。

（2）拽撑牵拉:主要是克服肌肉抗力,矫正重叠移位,靠近两个骨折端,达到"欲合而离,离而愈合"的原则。在牵引时,应先顺向拔伸,沿着肢体纵轴方向,在骨折近、远两端进行对抗牵引,慢慢牵引靠近骨断端。

（3）摇摆扭压:螺旋形骨折旋转和成角时,一个助手从骨折远端移位的反方向维持牵引下,来回摇摆,这时术者用两手在折端移位处扭压,使骨折面紧密接触。

（4）抖提压推:锯齿形骨折移位或粘连及关节脱位时应用此法。手法上首先抖提分开骨折接触面,然后用压推手法复归。

（5）挤挣分骨:尺桡骨、胫腓骨、掌骨和跖骨等两骨并列部发生骨折时采用的手法。骨折时因骨间肌或间膜的收缩而两骨互相靠拢。复位时,应以两手拇指及食、中、环三指,由骨折部的掌背侧挤挣骨间隙,使靠拢的骨折端分开,远近骨折可相应稳定,然后根据骨折移位方向复位。

（6）折顶回触：适用于横断或锯齿型骨折，股骨干和肱骨干骨折时大多数采用此法。因肌肉发达、局部肿胀等原因，单靠牵引力矫正不了重叠移位，可用折顶回触手法。在两个助手的对抗牵引下，术者两拇指挤压于前侧突出的骨折一端，其他八指环抱后侧下陷的骨折另一端，两手拇指用力压推突出的骨折端，其余八指将下陷的一端往前牵拉，这样加大骨折端的原有成角，估计骨折远近断端的骨皮质已经相接后骤然反折。

（7）拢挤捏拿：粉碎性骨折时用此法。在助手的协助下，术者用两手拇指及食、中指沿肢体纵轴从远到近，从浅到深，先轻后重，准确有力地拢挤捏拿复合。

（8）钩拉提压：肱骨外侧颈等嵌入型骨折复位时主要用钩拉提压等手法。

（9）挺压撑推：胫骨平台等塌型骨折复位时用此法。

（10）捻滚按揉：骨折复位固定后，为使骨折断端更牢固对合，采用两手掌捻滚按揉。

因骨折脱位的类型和损伤程度不同，在整复过程中，十种正骨手法灵活穿插使用。如：有螺旋骨折，则用转压法复合；有斜型骨折，则用拿压法挨贴；有粉碎骨折，则用捏拿法复原；有嵌入骨折，则用钩拉法复正；有撕脱骨折，则用掐压法复归；有压缩骨折，则用抖压法整形；有塌型骨折，则用提推法复起；有高突，则用按压法复平；有分离，则用拿推法按合；有重叠，则用折顶法复对等。

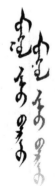

正骨时，根据病人复杂的心理和紧张状况，医生呷酒在患处连续喷三次，喷出酒时"吱——"的强烈、短暂、暴发性较强的哨声，分散患者的注意力，使患者各种杂念在瞬间消失。消除紧张情绪，肌肉也便放松，乘机迅速复位。而在那瞬间患者的思维还在那一声喷酒哨声中回旋，可减少其痛觉。这就是利用酒的血液循环和声波的穿透性、折射性等特点带动内"赫依"（气）引走，达到意到、酒到、声到、"赫依"（气）到的效果。

另外,对脑震荡和脊椎震荡,根据"以震治震,震静结合,先震后静"的医疗原理用人工震动手法治愈;对肋骨骨折,则令患者咳嗽,利用咳嗽的内气力按压等手法进行复归;对开放型骨折,则用消毒伤口,复归折端,缝合伤口,固定伤肢,消炎抗病;对完全对位但不愈合的横断骨折,则用牵拉、压推等手法在骨折断端少错开的方法治愈;对畸形愈合的陈旧性骨折,则用马奶酒罨敷分离或羊瑟博素(羊瘤胃内容物)罨敷分离后结合牵引按新鲜骨折重新复位;对骨折合并脱位,则用手法同时完成整复。以上这些复位法易理骨、理筋,患者痛苦少,修复损伤较全面。

(二)夹板固定

蒙医正骨手法整复后,根据骨折程度用外固定法加以有效固定是保持和巩固骨折复位效果的必要措施。要顺其伤肢结构弹性,重视人的自控本能,以加压点、捆扎线、稳定面要统一整体的原则,进行弹性固定、相对固定、活动固定、稳定固定。外固定要充分考虑骨折断端骨痂产生,为加速骨折愈合创造和谐条件。

根据肢体生理特点、骨折部位和类型而选用4~8块长短不一,宽窄各异,又干又轻的柳木、松木等制作的以符合力学原理的各种型号小夹板和牛羊等牲畜皮做的固定器。它的特点是:取材方便,价格较低,在横向上富有一定的弹性,适应肢体肌肉活动时的压力变化;在纵向上具有较好的韧性,能够起到外固定的支架作用,有利于骨骼的愈合;分量很轻,对骨折压力不重;固定材料很疏松,容易吸收肢体表面水分;夹板较硬,久用不易变形;有塑性,适合肢体外形,关节处可伸屈,使患者感到舒服。

用绵羊绒毛或兔子等动物的皮、油鞣革、毡子、纱布等材料制作厚薄、大小适应骨折部位和具有稳定性的各种形状压垫。所采用的压垫柔软,压力强,不破坏皮肤,易吸收汗水,酒易浸透汗毛孔,保持骨折端的柔软,平衡压力,消除肿胀,矫正好错位的骨折端,保证骨折的稳定性,加速骨折的愈合。

采用不易断裂的粗细适宜的三条皮带或寸带捆扎小夹板,形成一种三点挤压创面的杠杆固定法。捆扎的三条皮带或寸带在不影响血液循环和不压迫神经的条件下保持平衡。伴随着骨折的移动要不断地调整压垫的位置,调整皮带或寸带的松紧度。小夹板固定后结合沙袋挟挤伤肢两侧以及皮牵引。它的特点是:按需所动,矫正移位,固定牢靠,稳定折处,散热止痛,局部充血,代谢旺盛,有利于初期骨痂的形成。关节内或关节附近,可把牛皮泡在酒里变软后,按照关节的生理特征进行外固定;肋骨骨折复位后用油鞣革做压垫,普通白布包扎。这些固定方法,以便起到按需所动,固定牢靠,稳定折处,加速骨折的愈合。

(三)按摩疗法

灵活运用捻、滚、压、擦、揉、摇、搓、推、掐、嵌、撑、捏、拿、颠14种手法。

按摩就是正骨者根据不同部位和骨折情况选用单手或双手按揉手法达到治疗目的的一门科学。它是蒙医正骨的主要一环。

蒙医传统正骨中有14种按摩疗法。

1. 捻法:此法常用于四肢长、短管骨骨折和关节脱位。有单手捻和双手捻两种。一般上肢和脚趾都可用单手捻,下肢用双手捻。捻的方法,从伤肢近侧到远侧,往下方向反复按摩。捻时用力握住伤肢,然后急拉滑开。

此法有散瘀活血,加快新陈代谢,增强营养供给等作用。

2. 滚法:此法用于头部、肱骨、股骨等四肢各部位的骨折,其中粉碎性骨折复位之后就用此法,其他类型的骨折骨痂形成时才能用此法。

操作时,把两手挟着伤处,前后、内外横向反复搓动,使伤处及附近部位在两手之间滚动摇转。

此法有柔顺肌腱,接密骨折两端等作用。

3. 压法:此法与按摩法相似,用于骨折移位高突之处和肿痛之

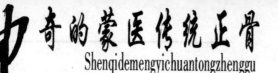
处。骨折固定期一般在于压垫上和关节上,用单手或双掌根按压,压的时间较长,用力较重,而且重中含轻,轻重结合。

此法有精神舒适,肌腱轻松,缓解疼痛等作用。

4. 擦法:此法用于头面部、躯干、四肢等各部位,另外此法还可以作为手法复位之前的准备动作来运用。

把手指或手掌在伤处周围反复曲折,弱力柔和,快而短的摩擦贯通手法,使伤处淤血和坏死废物迅速排除和贯通。对神经麻痹、肌肉萎缩等外伤后遗症有着显著的疗效。

5. 揉法:用手指或手掌在伤处反复来回揉动。此法常用于四肢骨、脊柱骨骨折以及大关节脱位。另外,骨折后出现腹部胀满,大便不通等现象时,根据骨折部位和肌肉的情况而确定用力程度和频率以及受力的深浅。

此法有消除肿胀和气血凝滞,促使血液循环,缓解疼痛等作用。

6. 摇法:此法有两种,在骨折治疗中起不同的作用。第一,一手握紧骨近端进行固定。另一手握住骨远端稍稍晃动几次,使已对位之骨折端接触更为紧密,增加其稳定性。第二,两手握紧伤肢关节远端,在助手的协助下,前后、左右、内外、上下摆动数次,使粘连分裂,痉挛松弛,恢复关节功能。

7. 搓法:此法有单手搓和双手搓两种。一般小腿、大腿骨折和前臂、上臂骨折时可用双手搓法。操作法是两手掌夹住受伤肢体,相对用力,一个方向一上一下或一进一退,反复搓动。用单手搓法时手掌紧贴于伤处。若手指、脚趾骨折时,从内往外搓动 360 度;若胸部骨折时,从前往后搓动 180 度;若脊柱骨骨折时,从后往前搓动 180 度。

搓法动作一般重快、协调、连贯。

此法有消肿散瘀,气血流通,促进组织代谢、肌腱松弛,接密骨折两端等作用。

8. 颠法:此法用于四肢骨折病人久病无力,关节强直者。术者一手或双手握住伤肢远端,上下方向波浪起伏似的振动,使疏通脉络,剥离关节僵硬,排除废物和障碍。

9. 推法:此法用在头部、腰部、肩部和四肢。术者用拇指指腹或掌根部位顺骨纵轴方向往上轻轻反复推几次,使气血流通,消肿止痛,顺筋立骨;顺骨折断端接触方向,在折断之高突处用力反复推数次,纠正复位当中未解决好的错位的骨折或固定后再移位者。

10. 拿法:拿就是握的意思。此法常用于肩胛部、髋、膝关节受伤肿痛,韧带松弛,肌筋僵硬。操作时,一手或两手握住伤肢,上下方向依次点拿。用力不能过猛,先轻后重,结束时又徐徐减轻。

此法能疏散凝滞结聚,开导闭塞肿胀,减轻疼痛等。

11. 掐法:此法用于鼻骨骨折、颈椎受伤和脊椎陈旧损伤以及跟骨损伤。

操作时,拇指腹和食指外侧相对而成钳形,掐骨折处和受伤疼痛处以及它的周围,拨弄肌筋,散淤血凝滞,纠正移位的骨折端。

12. 撑法:此法用于下颌骨骨折、腰胸椎骨折、肋骨骨折等。另外,肌筋僵化、神经压迫时也可用撑法。操作时,两手拇指或两手掌从一处往外作直线或弧形线的左右方向分、拔、掌。分掌的起点在伤处或穴位上,手法的力量逐渐减轻。

此法有拨开嵌插畸形的骨折端,散开粘连物,调整神经的正常位置,行气镇痛等作用。

13. 捏法:拇指腹或手掌根在伤肢疼痛处或硬块上不移快,间断的作捏震动作。此法用于头部、颈部、肩胛部、四肢各部、腰部。

此法有缓解肌腱挛缩、舒筋活血、消除肿痛、散开僵硬、恢复功能等作用。

14. 嵌法:此法用于头部受伤、颈椎受伤而身体失调和外伤引起的休克。操作时,把两手指尖或单手指尖在伤处、疼痛点和有关穴位上,深深用力嵌陷,嵌的时间要长些。

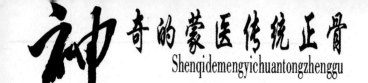

此法有散寒祛风、兴奋神经、分散痛点等作用。

根据受伤部位和骨折、脱位的不同,辩证地选用上述十四种按摩方法,并且骨折的不同时期可采取不同的按摩方法。如压垫处用压、擦法;肿胀处用捻、推法;骨折附近关节处用揉法;肾肝俞穴深部用捏、嵌法等。按摩时用白酒、青铜镜、银杯、铜镜等工具,本着"轻、细、准、柔、稳"的原则。勿令转动,行之有握,操之有理,使按摩起到改善血液循环,加速骨痂的形成,恢复功能的作用。

根据"痛为俞",邻近取穴,循经取穴相结合,正确地选取相应的经穴。同时也注意到压痛点和受累部位邻近的肌群。找准压痛点和经穴,用喷酒点穴按摩结合理骨、理筋,回归自然,加快骨折的修复。

在施行手法时,要注意力度,绝对不能用暴力。手法应循序渐进,由浅入深,由小到大,由轻到重,根据病人耐受力的大小作为施力标准。对手法要达到"机触于外,巧生于内"的境界,手法用巧劲、寸劲,不用拙力和暴力,达到以柔克刚,刚柔相济,"似棉裹铁",使力渗透到深层。

喷酒按摩,用力要适当,劲要到达,手法要灵活,操作要熟练。

喷酒按摩要在骨折初期以"静"为主,骨折中期以"静"与"动"相结合,骨折后期以"动"为主。

喷酒手法按摩作用于体表经穴和病变部位,可以通过对软组织的物理作用,局部摩擦的热效应及神经、液体的调节,起到温经通脉,传导气血作用。可以起到消炎止痛,减轻水肿,松解软组织的粘连,增强韧带、关节囊的弹性,促进关节液的分泌,增强肌肉营养,解除对神经等的刺激和压迫,恢复骨骼与关节的稳定性和活动性,筋骨健壮,关节正常。喷酒按摩也是一种运动或锻炼。骨折复位固定后,每天矫正夹板、沙袋、牵引,调节捆夹板的三条布带的同时,用压、擦、捻、滚、揉、摇、搓、推、掐、嵌、撑、控、拿、巅 14 种按摩手法,根据受伤部位和骨折方向进行喷酒按摩。

人体气血是维持机体正常功能所必需的重要物质。气维持机体的一切生命活动;血有周流全身,营养机体的作用;人体的四肢百骸、五脏六腑无不都是依赖气血的营养,才能生存而得以发挥作用。血液是完成整个机体新陈代谢的工具,新陈代谢是生命存在的基本条件。这种喷酒按摩术能气血流通,改善血液循环,兴奋神经,分散痛点,行气镇痛,散开淤血,消肿止痛,顺筋立骨,松弛痉挛,促进新陈代谢,加速骨折愈合,功能恢复。

(四)药物疗法

人体五脏六腑、血管、神经、肌筋、韧带、骨骼系统是统一体,不能单纯考虑骨骼,治骨要调节人体整个系统。以调理赫依(气)为重点,治疗血和协日乌苏,补益肝肾,达到治愈骨伤的目的。

人由外伤引起骨折、脱位、软组织损伤,造成"三根"的损耗。"三根"失去平衡,导致人体发生骨伤并发症,影响骨伤的自我修复功能。结合蒙药辅助治疗骨伤,就会调节"三根"的平衡,调动人体的应激本能。

肾脏,与精府通过黑白脉相接,处于赫依(气)的部位,是五元中之水元素精华所藏之处,也是正常巴达干的主要窜行之道。肾,有调节人体内水平衡的功能外,还储藏生殖的精华和精、气、神,是肾管骨髓和骨骼。肾热能壮盛的时候,人体三宝"精、气、神"正常,人的精神焕发,骨骼强壮。

肝脏,是正常"希拉"的主要窜行之道,它的主要功能是造血。对人体来讲肝脏好比体内的一个巨大"化工厂",在代谢、解毒、凝血、免疫、胆汁生成、热能产生及水电解质调节中均有重要的作用。肝管筋,肝功能正常,则肌筋软韧、强筋,人体关节自如。

治疗骨伤时平衡三根,补肾、壮阳、补肝、益肝,保持和促进肝肾功能以及人体内发挥的主要作用。这样才能促进治疗骨伤的主导作用和加快骨折愈合,功能恢复。从整体观念出发,以辨证施治为基础,以调理"赫依"(气)血为主,重点治血和"希拉乌苏",以达到增强抗病能力和治愈骨折的日的。若伤肢出现恶血停滞、淤血肿胀,"赫依"(气)滞疼痛等症状,则根据其特征,采用行淤活血生新法。如:三七伤药、巴布·敦角——七味草乌叶丸。心慌,心跳用阿嘎如8——八味沉香散、定心丹。大小便困难,分别用西吉德·如克发(六味安消散)、舍码·苏木汤(三味方海汤)。神经血管损伤,用义德沁·敖日布(四十二味青金石丸)。若出现筋骨理顺,淤血消散,疼痛缓解,但筋僵骨软,肉黄脉细等症状,握肝净化血,养化肌筋,生髓养骨,使筋遭受完整健壮的重要特征,采用补益肝肾接骨法,如:用萨日·冲阿(十七味白豆丸)、珊瑚接骨丹、古日古木—13(十三味红花丸)。若出现纤维性骨痂逐渐钙化,筋骨愈合一定程度,但血亏损,寒湿入络,肌体羸弱,关节疼痛等症状,握脾储精血,增殖肌肉,脂化组织,体质健壮的生理特征,采用健脾调血复原法,如:汤沁—尼日阿(二十五味西红花散)、敖民乌日勒、古日古木敦巴(七味草果散)等。另外,可用热绵羊粪敷罨僵硬的关节,黄油拌毡子加热灸患处;盐热水熏洗伤肢等。药物疗法能起到消肿散瘀、补益养血、舒筋接骨、功能恢复等作用。

另外,在正骨治疗中常用下列几种药材。黄芪(补气升阳,益卫固表)、枸杞子(滋肾补肝,明目润肺)、何首乌(补益精血,润肠通便)、紫河车(安心养血,益气补精)、冬虫夏草(秘精益气,补命门)、灵芝(保神益精气,坚筋骨,养颜)、杜仲(补肝肾,强筋肌)、红参(补五脏六腑补元气)、黄精(补五劳七伤,强筋壮骨)。这些药具有延缓衰老的功效。

(五)饮食疗法

对骨伤病人,调节饮食是补"赫依"(气)养血,增强体质,加速骨折愈合的重要环节。根据年龄补饮品,对年老者补酒,对年轻人补酸奶,对年幼者可补奶油等。另外骨折初期,可供绿豆、酸奶、苦菜、小米、橘子等;中期可供炒米、黄豆、绵羊髓骨汤、家畜软骨、乌鸡骨肉、红糖、猪羊肝肾等;后期可供肉类、果类、蛋类、菜类等。骨伤患者应多吃牛奶或奶制品,多吃牛羊肉和野兔肉,喝绵羊骨髓汤,吃五畜的软骨和肝、肾。随季节变化调整饮食,比如,秋冬两季多吃炒米,而在春夏两季多吃绿豆和小米。蒙古族饮食结构中,营养价值都很高,并且含有人体所需的铜、铁、锌、镁、钙等元素。骨折恢复期需要补肾强肾,所以提倡喝骨汤。炒米是温性食物,所以多吃炒米会增加人体热量。

(六)功能疗法

"流水不腐,户枢不蠹",动则健,静则废,骨折患者为了加强新陈代谢,改善血液循环,温经通络,防止肌肉萎缩和关节僵硬,需要进行关节活动等功能疗法。

功能疗法是处理局部与整体、固定与活动、骨骼与筋肉相互关系的比较好的方法。

在骨折的前、中、后期治疗中,各期的锻炼内容和方式方法各有不同。

早期:左上肢骨折则练右上肢和下肢;右上肢骨折则练左上肢和下肢;左下肢骨折则练右下肢和上肢;右下肢骨折则练左上肢和下肢。伤肢的活动主要是骨折远端关节。如前臂骨折时,则做手指伸屈等活动;肱骨骨折时,则做腕关节前后、内外摇摆等活动;胫腓骨骨折时,则做脚趾伸屈等活动;股骨骨折时,则做踝关节前后、内外摇晃等活动;脊柱骨骨折时,则做膝、肘关节伸屈等活动。

中期:上肢骨折时,则做伤肢握脊,上举、下放、平衡等活动;下肢骨折时,则做伤肢抬腿、扶拐下地活动等,以伤肢的近端关节活动为主。如前臂骨折时,则做肘关节伸屈等活动;肱骨骨折时,则做肩关节前后摆动等活动;胫腓骨骨折时,则做膝关节伸屈等活动;股骨骨折时,则做髋关节伸屈等活动;脊柱骨骨折时,则做仰、俯卧位的位置锻炼背伸肌、脊椎挺伸的姿态下活动等。

后期:此期骨折已达到临床愈合,着重增加关节的活动范围和肢体持重力的锻炼;上肢骨折时,则做伤肢内旋、外翻,增强肩、肘、

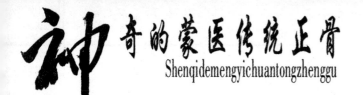
腕、掌、指等关节活动的灵活性;下肢骨折时,则做不负重活动转为负重活动,屈膝下蹲运动,增加膝、踝、趾等关节的活动范围;脊柱骨骨折时,则做弯腰的形式在平地上拣物,仰卧的姿势双手抱左右两个小腿或小步跑等活动。

上述分三期的功能锻炼必须根据患者的年龄、骨折程度和骨折类型以及骨折愈合等情况而确定。功能锻炼有以下几个特点:

(1)合理的功能锻炼可以促进伤肢的血运,加强局部的新陈代谢,增加营养,为骨折的修复提供物质基础。

(2)合理的功能锻炼能改善因损伤及固定等原因引起的气血淤滞、肿胀、疼痛等症状,使之迅速改善和消退。

(3)合理的功能锻炼,能防止伤肢肌肉萎缩和关节僵硬,使早期骨折愈合与患肢功能的恢复同时并进。

3. 八结合

医生与患者结合:医生掌握患者复杂心理状况,并在精神和肌体上精心治疗。患者信任医生的医术,使医生与患者的思想统一到一个焦点上。这样医患结合,治疗效果更佳。

三诊与 X 线结合:三诊能了解骨折部位、类型和程度,结合 X 线就能在医生脑中形成一种立体造型。所以,三诊与 X 线结合,能够对骨伤做出更准确的诊断。

形与神结合:形神合二为一乃为盛,观其形态裂变,神体相去兼形与神结合中医治,求形神归一,周而复好。

意与气结合:意与气相互依存。意与气结合则心气相应,意念归真,气从心使,不出现气阻、心慌,达到最佳治疗状态。

喷酒与手法结合:医生嘴中呷一口酒在气的作用下呈数条射线喷于患处,减少疼痛,消除紧张,同时,医生整复坚强有力,手灵技巧。气到、酒到、力到、手也到,迅速复归伤处。所以喷酒与手法结合治疗效果更佳。

局部与整体结合：局部指的是骨折等损伤的部位；整体指的是全身情况。局部骨折会影响全身血液循环，对病人的诊治带来困难。所以局部与整体结合，有利于骨折治疗。

内因与外因结合：骨折本身有修复能力，通过整复等疗法，调动骨折本身修复能力，骨折愈合更好。

固定与锻炼结合：固定是稳定骨折断端，保证整复成果，对骨折的修复创造条件。锻炼可促进血液循环，加速骨痂形成。所以，固定与锻炼结合，骨折愈合快，功能恢复好。

治疗与护理结合：治疗可恢复肢体功能和被破坏的骨骼性能。护理是保持治疗效果和促进骨折愈合的条件。治疗与护理结合，病人痛苦少，疗效好，恢复快。

以上正骨理念和原理，都体现在包金山所著、所主编和主笔的三部书里。

《祖传正骨》一书有二十六万字，1984 年由内蒙古人民出版社出版发行。曾获得内蒙古科技成果进步三等奖。

该书由两个部分组成。

第一部分是总论。在这里包金山大夫论述了人体骨骼的结构、形状、作用及骨的滋养动脉、神经，论述了人体全身骨骼的分类和骨折分析等。

第二部分是正骨专论。在这一部分里包金山大夫论述了对颅骨骨折、主体部位骨折、上下肢部位骨折的诊治；论述了对陈旧性骨折的重新复位；论述了对 15 部位关节脱位的诊治和对 23 部位软组织损伤的治疗；谈了正骨附加用药、护理等。

《中国医学百科全书·蒙医学》的正骨学部分《蒙医正骨学》一书于 1987 年 5 月由内蒙古人民出版社出版发行。全书共由蒙医正骨学概论、骨折整复手法、骨折按摩法和正骨愈合标准等部分组成。除"关节脱位"外都是包金山大夫写的。在这里他讲述了骨折的看、思、切"三诊"要领，表述了锁骨骨折、肩胛骨骨折、肱骨骨折等 15 个部位骨折的手法复位方法，讲述整复脑震荡的原理和骨折按摩疗术。

高等医药院校蒙医药教材《蒙医骨伤科学》，于 1988 年 10 月由内蒙古人民出版社出版发行。

该书由五章组成。第一章总论，论述了骨伤医疗发展概况、骨伤医疗的特点、骨伤医疗与其他科的关系等。第二章是健康学，论述了骨骼和软组织、内脏三者的关系。第三章是病理学，论述了骨伤的原因、骨伤的变化及骨伤的复活等。第四章是诊断。第五章是正骨专论，论述了整治各部位骨伤的手法、整治各部位关节脱位的手法以及整治软组织损伤、内脏损伤的手法。

包金山总结和归纳了蒙医正骨先人们的实践经验，首次将蒙医正骨医术写入人类医学传世经典，把古老的蒙古族民间正骨疗术提高到理论水平，率先敲开了蒙医正骨学科之大门。

（本段以上插图摘自人民卫生出版社出版的《外科学》）

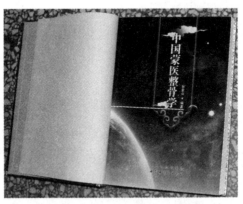

包金山所著《中国蒙医正骨学》

典型病历(一)

　　患者:包××,女,27岁,通辽市库伦旗人。

　　主诉:一天前左前臂被打伤。

　　现病史:该患者一天前在当地被他人打伤,伤致左前臂,今来我院门诊就诊。经门诊拍 DR 片,以:"左尺桡骨中段粉碎性骨折"收入院。

　　治疗:手法复位。

　　主治大夫:阿其拉图

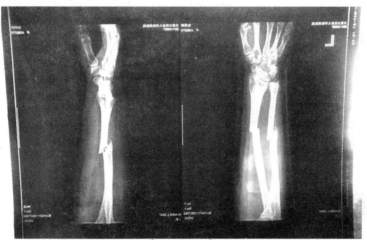

复 位 前

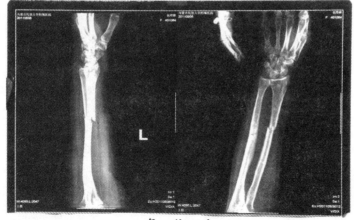

复 位 后

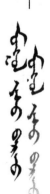

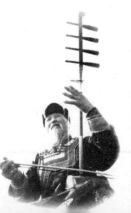

97

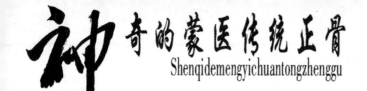
典型病历（二）

　　患者：汪××，男，17 岁，甘肃省人。

　　主诉：患者在 3 小时前摔伤左大腿。

　　现病史：该患者在 3 小时之前走路不慎摔伤，伤致左下肢大腿，当即疼痛，活动受限。今日来我院就诊，经 X 光片检查，诊断为："左股骨干螺旋形骨折"而收入院。

　　治疗：手法复位。

　　主治大夫：阿其拉图

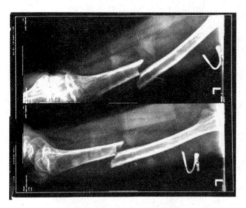

复 位 前

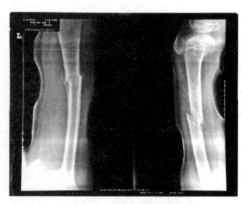

复 位 后

典型病历(三)

患者:蔡××,男,75 岁,通辽市科尔沁区人。

主诉:患者在 3 小时前左大腿摔伤。

现病史:该患者在 3 小时之前走路不填摔倒,伤致右股骨上段。今日来我院门诊就诊,拍 X 光片,以"右股骨上段粗隆间粉碎性骨折"收入院。

治疗:手法复位。

主治大夫:阿其拉图

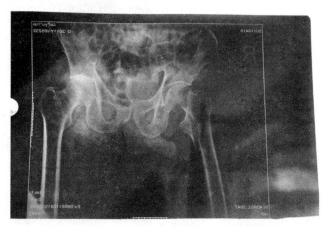

复 位 前

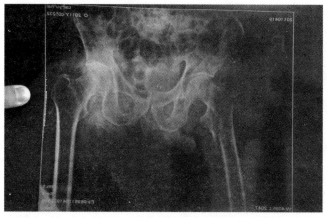

复 位 后

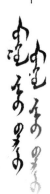

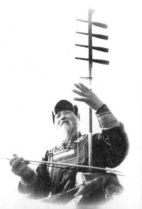

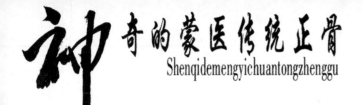
典型病历(四)

患者:宾××,女,76 岁,内蒙古呼伦贝尔市新巴尔虎右旗人。

主诉:患者大腿摔伤已 7 天。

现病史:该患者 7 天前在当地走路不填摔倒,伤致右大腿,在当地简单处理后今来我院就诊,经门诊 X 光片检查,以"右股骨上段粗隆间粉碎性骨折"诊断收入院。

治疗:手法复位

主治大夫:阿其拉图

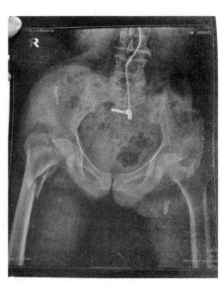

复 位 前

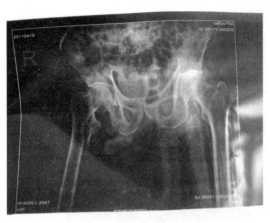

复 位 后

典型病历(五)

患者:希××,女,62岁,蒙古族,通辽市科左后旗人。

主诉:左前臂疼痛,活动受限,3小时后入院。

现病史:该患者3小时之前因车祸伤致左前臂。今日来我院就诊,门诊经DR光片检查,以"左尺桡骨中段粉碎性骨折"收入院。

治疗:手法复位

主治大夫:阿其拉图

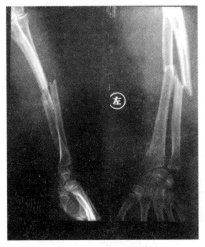

复 位 前

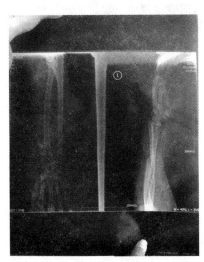

复 位 后

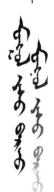

101

典型病历(六)

患者图××,男,45岁,通辽市科尔沁区人。

主诉:右踝关节扭伤1小时。

现病史:该患者在1小时前打乒乓球时不慎摔伤,伤致右下肢踝关节扭伤,当即来我院就诊,拍DR片后以"右内、外后踝骨折,右踝关节脱位"收入院。

治疗:手法复位

主治大夫:阿其拉图

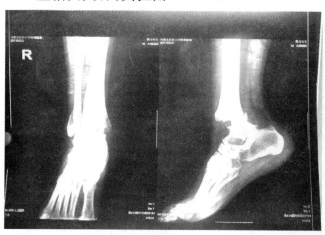

复位前

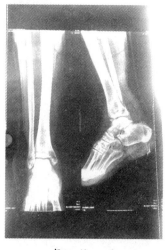

复位后

典型病历(七)

患者色×××,男,48 岁,蒙古族,赤峰市人。

主诉:患者 6 小时前在当地因车祸,伤致小腿。今来我院就诊,经 X 光片检查,诊断为右腓骨中下段粉碎形骨折而住院。

治疗:手法复位

主治大夫:阿其拉图

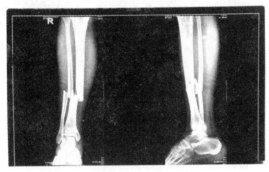

复 位 前

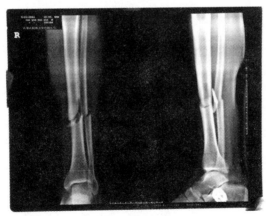

复 位 后

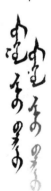

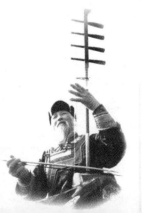

103

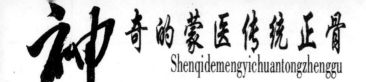
典型病历(八)

患者娜××,女,46 岁,蒙古族,赤峰市人。

主诉:因车祸伤致左小腿,来我院就诊。经 X 光片检查,诊断为左胫腓骨中段骨折而住院。

治疗:手法复位

主治大夫:阿其拉图

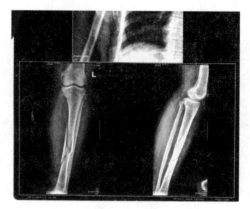

复 位 前

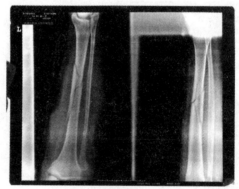

初 次 复 位

典型病历（九）

　　患者钱××，男，58岁，汉族，赤峰市翁牛特旗人。

　　主诉：该患者在1天前因砸伤，伤致右小腿骨折。今来我院就诊，经X光片检查，诊断为右胫腓骨中上段节段性骨折而住院。

　　治疗：手法复位

　　主治大夫：阿其拉图

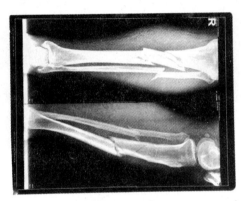

复　位　前

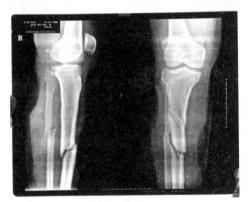

初　次　复　位

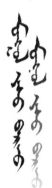

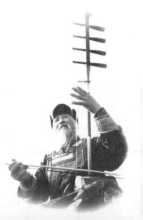

典型病历(十)

姓名:呼××   性别:男

放射号:01607   检查日期:2010.9.15

治疗:手法复位   主治大夫:巴雅斯古楞

复位前   **复位后**

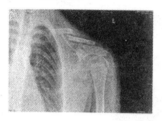   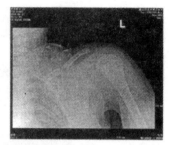

检查部位:锁骨   检查部位:锁骨

影像所见: 影像所见:

  左锁骨中上 1/3 横   左锁骨治疗后

  断骨折重叠移位   对位对线良好

诊断:

左锁骨中上 1/3 横

断 骨 折 重 叠 移 位

典型病历(十一)

姓名:梁××　　　　　　性别:女
放射号:14887　　　　　检查日期:2011.3.24
治疗:手法复位　　　　　主治大夫:巴雅斯古楞

复位前

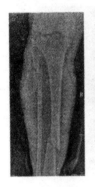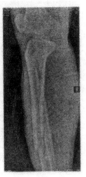

复位后

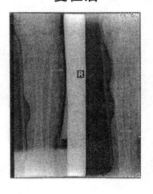

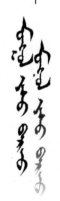

检查部位:右胫腓骨正侧位
影像所见:

右胫骨下段、腓骨上段粉碎性断裂。正位:胫骨向外移位约 1/3、外侧成角。腓骨远段向内上方重叠移位。膝关节内侧间隙变窄。后移位约 1/3,腓骨向前上方移位,胫腓骨均后方成角。

诊断:

右胫骨下段、腓骨
上段粉碎性骨折。

检查部位:右胫腓骨正侧位
影像所见:

右胫骨下段、腓骨上段粉碎性断裂。正位:胫骨对位、对线良好。腓骨对位良好。侧位:胫骨对位良好。对线良好。腓骨对位良好。侧位;胫骨方向。

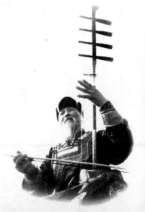

典型病历（十二）

姓名：沙×× 性别：男

放射号：01607 检查日期：2010.10.30

治疗：手法复位 主治大夫：鲍荣

复位前 **复位后**

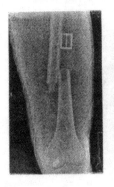 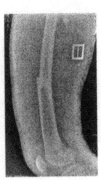 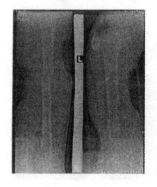

检查部位：左侧股骨正侧位

影像所见：

股骨下段螺旋断裂。正位：向外上移位，外侧成角。侧位：断端重叠，后方成角

检查部位：左侧股骨正侧位

影像所见：

左侧股骨干中下段粉碎性断裂，断裂间隙稍大，少量骨痂

诊断：

左侧股骨下段螺旋性骨折。

典型病历(十三)

姓名:赵××   性别:女
放射号:01678   检查日期：2010.11.2
治疗:手法复位   主治大夫:鲍荣

复位前   **复位后**

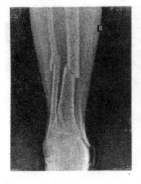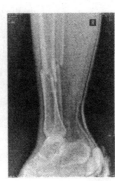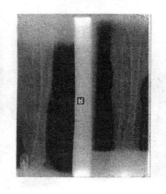

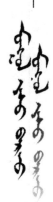

检查部位:胫腓骨   检查部位:胫腓骨
　影像所见：   　影像所见：
　胫腓骨下段粉碎断裂。   　胫腓骨下段粉碎性断裂。
正位:胫骨稍向外移位,腓骨   对位均良好。
向内移位 1/2,均向外成角。
侧位:胫骨稍向前移位,腓骨
向前移位 1/2,均向后成角。
　诊断：
　右胫腓骨粉碎骨折。

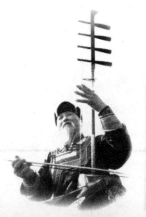

典型病历(十四)

姓名:谭××

性别:男

放射号:01599

检查日期:2010.9.10

治疗:手法复位

主治大夫:鲍荣

复位前

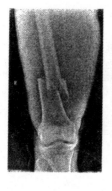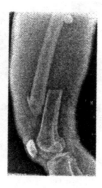

复位后

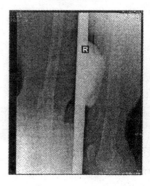

检查部位:股骨中下段

影像所见:

　　正位示:骨折近端内侧移位,

　　侧位示:骨折近端向前侧移

　　位,重叠。

检查部位:股骨中下段

影像所见:

股骨中下段粉碎性骨折

对位、对线良好

诊断:

股骨中下段粉碎性骨折

二、阿其拉图正骨实践经验归纳

实践是人类能动地改造自然和社会的全部活动。实践是认识的基础和检验真理的标准。先进的科学理论，永远是在实践的基础上产生，并随着实践的发展而发展。内蒙古民族大学附属医院蒙医正骨科主任阿其拉图大夫在医学本科毕业的基础上，多年跟随蒙医正骨名医何双山，在学习和行医的二十年中，认真观察，细心琢磨，积累了不少可贵的经验。现初步归纳出几条，供读者参考。

1. 无创伤史骨折的诊断

十五年前，阿其拉图在科尔沁左翼后旗正骨医院（今通辽市蒙医正骨医院的前身）上班的时候有人领着患者来就诊。奇怪的是那患者不是向前迈步，而是以背面倒步走着进来的。他是中学生，在跑步比赛时猛一使劲，没摔没倒，也没碰，腿在髂骨处痛得要命，向前迈不开腿，只有倒着走才不大痛。拍片一看，是髂骨翼骨折。但患者坚持认为不是骨折，他说没摔没倒，也没碰任何东西，怎么会骨折呢？但有科学诊断在，实事就是明摆着。在医书上也有记载，在肌肉拉力下也可产生骨折。阿大夫第一次见这种情况，此例给他留下了深刻的印象。

今年四月，又一名中学生来诊治，情况也是与十五年前那学生一模一样。阿大夫叫他倒着走，学生说，倒着走不大痛。阿大夫胸有成竹地说，就是髂骨翼骨折。一拍片，果然不出所料。

在人的髂骨翼和股骨大粗隆之间有一条强力肌肉。当人们猛烈使劲时此肌肉骤然收缩而产生强有力的拉力，髂骨翼就在这种肌肉拉力下产生骨折。

111

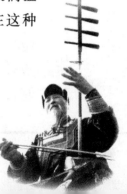

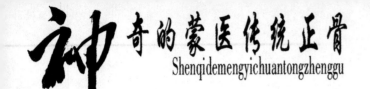
2. 治疗脑震荡

"以震治震"，是治疗脑震荡的首选办法。但有些人用绷带缠紧脑部后，从绷带的一头拉紧，用锤子打绷带来产生震动。而阿其拉图大夫没有这样做，他用绷带缠紧脑部，一只手紧拉绷带稍，另一只手把患者脑袋使劲往外推，对脑部给个紧箍力，然后再拉紧的绷带稍上用木棒轻轻地砸。如此这般，在患者脑部对称的拉、推一圈，而后让患者横咬竹筷子，打筷子头，以筷子的震动来震脑部。他认为，前者震力作用于颈部，震不到脑部。而后者，震力直接作用于脑部，真正达到"以震治震"的目的。

3. 股骨颈骨折的诊断和治疗

股骨颈骨折对线良好，而对位不正的时候从正面拍片根本看不出骨折，往往会漏诊，必须拍正位片和轴位片才能确诊。在治疗上，西医只能是牵引，而牵引无法纠正轴位错位。相对而言，手法复位股骨颈骨折，就优越多了。治疗时以股骨颈方向牵拉，再以外展、内旋办法复位，而单牵引是不全面的。

4. 定好拍片的位置

以"看、思、摸"的"三诊"办法了解骨折错位方向及对线情况，根据错位方向及对线的初步确定来确定拍片的位置。骨折一般拍正位和侧位两个片。但股骨颈骨折、髌骨骨折和跟骨骨折在正位和侧位片子上显示不出来，必须加拍轴位片子。

5. 选定小夹板是很重要

在治疗前臂双骨折中，复位后的固定是关键，而有时复位、固定后又失败，其原因就在没选好小夹板。固定前臂双骨折时小夹板长度必须超出前臂长度的 2/3，甚至更长或等长。关键是必须超过腕关节，以超腕关节来制动腕关节。

此条也适合于儿童小腿骨折。

6. 灵活掌握卧床静养与否

有些部位骨折复位、固定后必须卧床静养,而有些骨折则不必卧床。比如,肱骨干横形骨折复位、固定后必须卧床静养两周,尤其是女性患者,否则容易产生骨不连现象。而肱骨干螺旋形骨折和斜形骨折,则不必卧床静养,否则反而产生骨错位,关节粘连等。

7. 使用转移患者注意力的办法

在手法复位骨折、关节脱位时必须采用转移患者注意力的辅助办法。因为患者因骨伤而产生紧张感,肌肉拉力加大,医生的手力超不过患者肌肉的拉力。尤其踝部、桡骨周围韧带多、拉力强,所以复位踝关节脱位、踝部骨折和桡骨远段骨折时更要先分散患者的注意力,在他肌肉放松的趁劲进行瞬间复位,以免使用暴力。

8. 脚跖骨脱位的治疗

脚跖跗关节五个跖骨一般情况下一起脱位,而一个或几个脱位不常见。复位时也应五个跖骨同时复位,一个一个复位是办不到的。关键在于五个跖骨同时复位,先在五个跖骨上各套一条绷带绳,用一手把五条绷带绳齐拉,在五个跖骨的牵引状态下用另一手来挤压、旋转复位。

而在西医,跖骨脱位只能做手术,其他方法无法治疗。

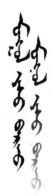

9. 诊治下颌关节脱位

下颌关节脱位在 X 光片上显示不出错位的方向,所以认真进行"看、思、摸"是很重要的。首先以"三诊"确定错位方向,才能实施手法复位。

术者在复位下颌关节脱位时要防备手指被咬伤。因为复位下

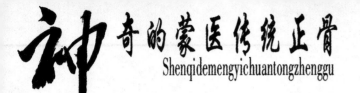

颌关节脱位时术者必须把两手拇指伸进患者口腔内,而脱位的下颌关节一旦复位,在肌筋的强有力的拉力下上下颌突然合起,就会咬伤术者的两手拇指。所以,术者在实施手法复位下颌关节脱位时先用纱带包好两手拇指外,在患者上下牙间夹手指粗的东西,以防被咬伤手指。

10. 手不到也达到复位

有一次阿其拉图大夫接诊一位锁骨骨折患者。术前,阿大夫对他助手及实习生们说:"你们要细致观察,我不用手就能复位。"说着,他拿起特制酒壶呷了一口酒,在患者骨折处猛然喷过去。雾状酒冲撒到患部,嘴里发出长长的口哨声。众人眼巴巴地看到患者折断而凸起的锁骨明显地下去了一点。阿大夫第二次喷酒,锁骨折断而形成的角更小了。第三次喷酒后,折断的骨头完全对线,已看不出是骨折了。看到此景,在场的所有人无不惊叹,都说:"神奇,真神奇!"

过后阿大夫才对他助手和实习生们解释说:"这里根本没有什么神秘。在患处猛然喷酒,酒是凉性,患者遭受凉气的冲击,骤然感到舒服,立刻全身放松,随着放松的趁劲折断的锁骨两部就产生对抗拉力,把成角的骨拉平了。"他接着说:"此绝招不能向患者道破,患者有神秘感、神奇感,就对医生产生信任感,而只有强烈的信任感,才充分调动患者自愈能力。"

11. 要特别注意骨筋膜室综合症

在小腿骨折、前臂骨折时,尤其在闭合式骨折时很可能伴有骨筋膜室综合症。在治疗中,因为固定的不适当而也有产生骨筋膜室综合症。骨筋膜室综合症引起神经坏死、动脉痉挛,造成肢体坏死。所以接诊小腿骨折、前臂骨折患者时要特别注意检查大拇指动不动、体温正常与否,看足背动脉搏动情况和踝关节伸屈功能。

要是不正常,就要考虑有没有骨筋膜室综合症。在复位固定时绷带松紧要适度,系得过紧,也会造成骨筋膜室综合症。骨筋膜室综合症容易发生,又危害极大。所以,大夫不仅在接诊时要注意有没有产生骨筋膜室综合症,而且在处置后,尤其是处置后的几小时内要特别加强观察,不得疏忽。

12. 先注重对位,后纠正对线

整复骨折,尤其整复肱骨干骨折时,要分前、后两个阶段进行。在第一阶段只注重骨对位,而暂不考虑骨对线,因为在第一期就对线复位,往往是骨不稳定。先对位,在断骨略有骨痂形成后才纠正对线,这样骨连更为牢固。从对位到对线,儿童要间隔 7～10 天,成人要间隔两周。

13. 治疗骨盆骨折要注意出血休克

诊治骨盆骨折首先要考虑出血,因为骨盆骨折往往大量出血。出血多,会引起休克,若不及时抢救,有生命危险。尤其是小儿骨盆骨折,在 X 光片上显示不严重,但不能排除没出血。

14. 治疗骨折要考虑性别之差

同样的骨伤、同样的疗法,在愈合上就有男女之别。相对而言,男性患者愈合快,而女性患者愈合慢,比男性患者慢 1～2 周。特别是女性的经期,更影响骨痂的形成。所以,在临床上,对男女患者必须分别对待。

在治疗和康复骨伤中,护理也是不可忽视的关键一环。在这方面内蒙古民族大学附属医院蒙医正骨科阿其拉图和巴雅尔大夫有一篇论文。

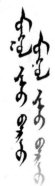

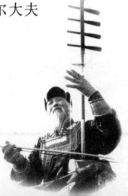

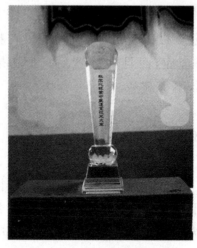

阿其拉图在全市适宜技术大赛中夺得第一名

附:蒙医正骨护理技术的初步探讨

摘　要:本文从传统的蒙医正骨学角度出发,对包金山教授全新提出的正骨护理的"四结合,六护理,五心"揭示,阐述对其进行解释。认为"四结合"与"五心"乃医护人员对患者进行的健康教育不可缺少的一部分,始终贯穿于"六护理"中,起着不可代替的作用。因此正骨医护人员对骨伤患者的"四结合、六护理、五心"方面的教育和配合是正骨护理技术当中的一大亮点,也是一大难点。

关键词:蒙医正骨;护理技术

蒙医正骨护理是一种具有蒙古族特色的骨折护理方法,早在一千多年前就在广袤的蒙古高原流传。20世纪七十年代以来,蒙医正骨主任医师包金山老人等一代人,在正骨临床中研究探讨了没有文字记载的蒙医正骨护理技术和方法,现已有了独特的理论体系,丰富的临床经验,为促进蒙医正骨科护理事业的发展奠定了一定的基础。几十年来我们用蒙医正骨护理技术和方法,护理了数以万计的骨折病人,取得了满意的效果。

蒙医正骨护理方法有"四结合,六护理,五心"。"四结合"即意与气结合、形与神结合、护与患结合、护与医结合;"六护理"即心理护理、药物护理、生理护理、饮食护理、练功护理和环境护理。在整个护理过程中"四结合"贯穿于"六护理"中,并且两者与蒙医正骨治疗方法密切配合,以达到使骨伤患者早日康复的目的。"五心"为信心、随心、善心、舒心、童心。并贯穿于"六护理"中。

1. 四结合

1.1 意与气结合:蒙医基础理论认为意与气是相互依存的,意与气结合则心气相应,意念归真,气从心使,不出现气阻、气滞、心慌,达到最佳治疗状态。

1.2 形与神结合:形神合二为一为盛,观其形态裂变,神体相

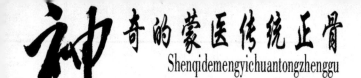

去兼形与神结合中医治,求形神归一,周而复好。

1.3 护与患结合:护士应更多地了解不同骨伤病人的需要作出相应的护理计划,有高度的责任心,通过主动与病人交流,进行护理,设法完成目标。患者应信任护士,听从护士的安排,增强治病的信心。通过护与患的默契配合,促进患者早日康复。

1.4 护与医结合:护士在护理过程中,采用各种护理方法帮助病人,使医生的治疗能成功地落实;医生应信任护士,发挥其护理工作在治疗过程中不可缺少的促进作用。

2. 六护理

2.1 心理护理:是指护士在充分了解患者的心理、病情等条件下,根据不同职业、不同年龄、不同性别和不同类型的骨折病人,在护理过程中通过自己相应的行为、言语、态度、表情和姿势等,以改变患者的不良心理状态和行为促进骨折愈合。

通过对几十年的临床资料分析研究发现,不同职业人的同种骨折的恢复期有很大的差别。我们用两年的时间,对二十名不同职业的粉碎型胫腓骨骨折病人的恢复期进行了对比观察,发现农牧民的恢复较快,职工干部和知识分子的康复较慢。后来发现其他部位骨折病人也有类似的规律。这可能是因为多数职工干部、知识分子或多或少懂一些现代医药知识,因此对医生的治疗产生怀疑,从而违背了意与气结合、形与神结合的原则,不能处于最佳心理状态接受治疗,导致恢复期延长。而多数农牧民、工人则一心一意信仰医生、相信医生一定能治好他们的病,有良好的心理状态,因此康复快。我们有意识地让一些素质较高的护士对不同职业骨折患者进行不同的心理护理,其他护理均相同,得到了满意的疗效。如对文化知识较高的 10 名干部,经护士细致的思想工作,使病人对医生的医疗技术产生了信任,消除了疑虑和杂念,使意气、形神达到统一,以最佳的心理状态接受了治疗,所以加快了康复。

在蒙医正骨护理过程中,心理护理将起到愈来愈重要的作用。

2.2 药物护理:药物治疗是蒙医正骨医生治疗预防和诊断疾病的重要手段之一,因此药物护理是医生实现药物治疗的重要环节。护士应该全面了解所用蒙药(少数西药)的性能、功效及副作用;要掌握正确的给药方法,严格药品的管理,最终达到药物治疗应有的效果。还熟练掌握不同骨折时期服用的常用蒙药。如骨折初期采用行淤活血生新法,用七雄丸(巴特日-7)等蒙药;骨折中期,采用补益肝肾接骨法,用珊瑚丸(旭日图乌日勒)等蒙药;骨折后期,采用健脾调血复原法,用调元大补-25汤(汤沁尼日嘎)等蒙药。

2.3 饮食护理:饮食对于人类的意义,不仅在于满足人类最基本的生存需要和维护生命,更重要的是通过饮食,供给机体营养,维持各器官的生理功能,促进生长发育,修复组织,提高机体免疫力,预防疾病和保持健康。饮食护理就是护士对骨折病人进行饮食营养状况的评估、指导或操作示范,以至增强营养,加速修复,提高机体抵抗力和免疫力,为促进健康提供物质基础。按照蒙医正骨的饮食疗法,根据骨折的不同时期,进行不同的饮食护理。如:骨折早期,以小米和大米加绿豆粥、菠菜、白菜等为主;骨折中期,以白玉米、白面、炒米(加工粟米)、绵羊骨髓汤、黄豆加猪肝肾和软骨、鲜牛奶、胡萝卜和西红柿等为主。同时增加水果类;骨折后期,以高粱米等为主,调节各种米和面类,各种菜类和各种水果类。每日还要饮食调节,早餐炒米加奶油为主;午餐大米加髓骨汤为主;晚餐小米粥加猪肝肾为主。对年老者补酒;年青者补鲜奶;年幼者补奶油。忌刺激性食物和激素性药物。

2.4 生理护理:生理护理中包括冷热疗法的应用、合理安排病人的休息和睡眠。根据人体力学原理指导骨折病人的体位,对病人的皮肤护理、清洁卫生的管理和褥疮的预防及护理、对生命体征的观察、胃肠和泌尿系统的护理等等。如对下肢骨折病人,多数在骨折初期都卧床,不能下地,在这期间,加强生理护理,与其他护理

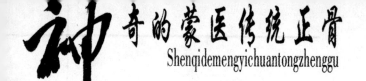

密切配合,根据力学原理选择最恰当的体位,防止便秘和腹泻,加强皮肤护理。护理时应注意防寒防潮,保暖患肢,让病人节房事。

2.5 练功护理:功能锻炼是蒙医正骨过程中不可缺少的一个环节,动则健,静则废。因此练功护理也是蒙医正骨护理的一个重要因素。按着医嘱监督和指导病人功能锻炼,以早日康复。如对胫腓骨骨折病人,在骨折初期,护士指导病人活动患肢脚趾,进行血液循环锻炼;骨折中期(临床愈合期)要依靠拄拐杖下地行走锻炼,此期患者首次下地都有疼痛、忧虑、胆怯之感,护士结合心理护理,鼓励和帮助病人迈出第一步;后期(骨性愈合),护士应增强病人的自信心,使其扔掉拐杖独立行走。

2.6 环境护理:环境包括自然环境和社会环境。自然环境又包括生物环境和物理环境。环境影响到骨折病人的生活、健康和心理。因此医院病室物理环境的合理与否、患者是否适应医院的社会环境、有无威胁住院病人安全的因素、病人舒适与否都直接影响到病人的心理和病情的好转。因此进行合理的环境护理,即为病人创造整洁的环境,又以"护与患结合"、"护与医结合"的原则,与病人建立良好的护患关系,创造和谐气氛,帮助病人,解除顾虑,适应医院的特殊社会环境。护士应以热情、友善、诚恳的态度,消除病人的消极情绪,取得病人的好感,用庄重的仪表神态、娴熟的护理操作得到病人信任。

3. 五心

我们认为随着医学科学的进步,骨伤已不是"不治之症",蒙医正骨护理实践发现,除患者本人能面对现实,积极、正确配合治疗外,蒙医正骨护理还有一条宝贵经验,就是树立"五心"。

3.1 信心:树立坚强的信心,不畏病魔,激起自身的潜力,用意志与疾病作顽强的抗争。这就是人们常说的"七分精神三分药物,一切病魔都清除"的道理。

3.2 随心:"随心所欲",克服消极情绪,丢掉包袱,一切有意义的事情多回顾，追求康复，使心情舒畅。

3.3 菩心：心胸宽广豁达，从而产生巨大的精神力量。古人云："善者善己，祛病而得后福"。

3.4 舒心：在自己病室周围建立起宽松和谐的人际关系，形成良好的休息、生活环境，创造安逸舒适的生活空间，尽量克制暴躁情绪，善于把自己从疾病痛苦中解脱出来，永葆青春。

3.5 童心：俗话说："心不老则人难老"，不要把自己拘禁起来，要敢说敢笑，注意打扮自己，使自己充满朝气与青春活力。一种美好的心情，比十副良药更能解除生理上的疲惫和痛楚。旷达者长寿，忧伤足以致命。

蒙医正骨护理学研究的对象是护理工作在保障人类健康长寿的过程中，护理人员、骨伤病人、社会人群三者之间的审美关系，以及由此产生的护理审美意识，审美评价，审美教育等。

蒙医正骨科临床医疗是维护与塑造人体美的一种实践。人体是一个复杂的，然而又是协调统一的整体。人体的任何一个组织缺陷或功能障碍都是对人体美的损害。患者求护医不仅希望能迅速消除疾病的症状，还希望能迅速消除损害人体美的一切不良因素。作为医务工作者有责任和义务尽自己最大的努力进行诊断、治疗和护理，恢复功能的协调，使之成为身心健康，状态完美的健康人。

保持病室清洁整齐，有充足的光线，适宜的温湿度，清新的空气，合理的饮食，创造特定的色彩环境，也有助于减轻骨折病人的痛苦和恐惧心理，还可以使病人以一种优雅的心境接受医疗和护理。

晨晚间护理应给骨伤病人以舒适的美的享受。通过协助骨伤病人漱口、洗脸、梳头、细查皮肤受压情况、观察固定位置、整理床铺等行为，使病人感到舒适愉快，造就美好的心境。通过晨晚间护理还可能观察和了解病人的病情变化，为诊断、治疗和护理计划的制定与实施提供了可靠的依据。护理人员抓住晨晚有利机遇要了解病人的心理变化，了解病人的顾虑和不安，了解病人的愿望和要求，以解除病人的顾虑和恐惧心理，促进骨折的愈合和身体的康复。

对骨伤病人要求护理技术操作的审美。护理人员操作规范，技术娴熟，体现业务精确美与熟练美。技术操作时注意严格无菌操作，准确的操作技术对于护理审美有特别重要的意义。如注射法、导尿法、输血输液法、各种无菌技术及隔离技术等，容不得半点马虎，因为它直接影响着医疗质量的优劣。

生命体征的测量也有它的审美要求。如体温、脉搏的曲线绘制及呼吸、血压的记录必须准确、及时，方法正确，曲线规整，这是蒙医正骨护理最基本的审美要求，只有保证资料的可信、可用，才能协助医生做出正确诊断，为预防、治疗和护理提供依据。

人的一生都离不开护理。护士们以忠于职守，渊博的知识、丰富的经验、熟练的操作、高尚的医德，来修复骨伤患者形体上、心理上的创伤，这将蒙医正骨护理的现代新的医学模式和护理模式中逐渐得到充分体现。

偏尝五味可造成脏气失常，影响骨折愈合。如：多食酸则可伤脾，脾合肉失常；多食苦则可消肺，肺合皮失常；多食甜则可伤肾，肾合骨失常；多食辛则可伤肝，肝合筋失常；多食咸则可伤心，心合脉失常。饮食护理必须适度调节酸、苦、甜、辛、咸。

情志的改变对不同脏腑有一定影响，从而导致治疗骨伤病人的诸多不利。如：怒则气上，喜则气暖，悲则气消，恐则气下，惊则气乱，思则气结，寒则气收，灵则气泄，劳则气耗。心理护理一定要引导病人稳定情绪。

正骨护理动静结合中特别要注意五劳所伤。即：久视伤血、久卧伤气、久坐伤肉、久立伤骨、久行伤筋。

心和面、肺和毛、肾和发、肝和爪、脾骨和唇；心主注、肝主泣、肺主涕、肾主唾、脾主液；心气通于舌，肝气通于目，脾气通于口，肾气通于耳，肺气通于鼻。在正骨护理中经常观察五官变化和病态改变。

寒伤形，热伤气，气伤痛，形伤肿。环境护理中根据季节的变化，调节病室的温度，适应骨伤病人的治疗。

以上所述，只是现代医学护理的要求下，引进中西医护理经验，对蒙医正骨护理技术和方法的初步总结与理论探讨，还有许多宝贵经验需要更进一步研究整理，使其更加日臻完善。

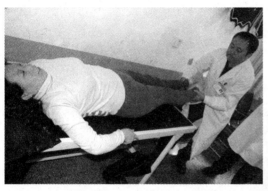

治疗腰椎间盘突出，特别注意与肿瘤、骨髓炎、骨结核的鉴别诊断。

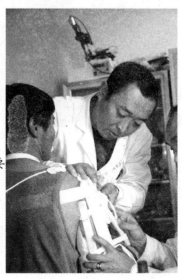

肱骨干中上 1/3 骨折的治疗容易出现骨不连，要注意桡神经损伤。

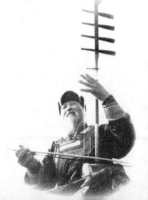

治疗舟状骨骨折要
注意舟状骨坏死。

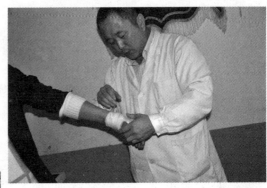

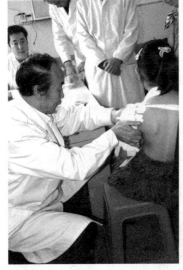

肱骨外科颈骨折西医只能做手术,而手术容
易造成肩关节轴位炎或肩关节粘连、强值。
手法复位则不但能对位好,且肯定比手术效
果好。

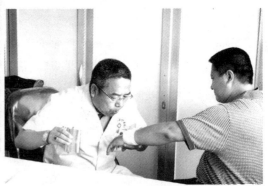

治疗腕关节挫伤,要注意漏
诊舟状骨骨折、月骨头脱位。

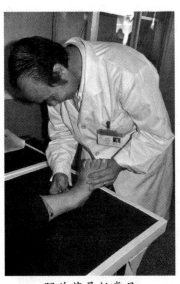

踝关节骨折常见
合并踝关节脱位。

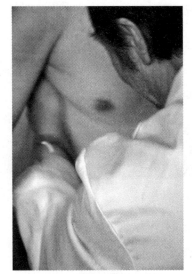

成人肋骨骨折容易合
并胸腔或肺内感染。

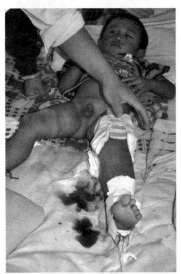

治疗儿童股骨干上段骨折难
度较大，容易畸形愈合。
而中、下段骨折，无论螺旋
形、横形、斜形都很容易复位。

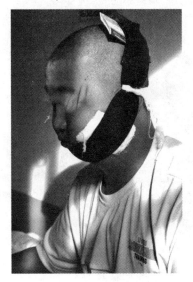

治疗下颌骨骨折，要求对位，
对线最佳，以防咬合畸形。

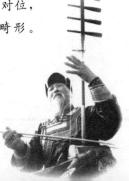

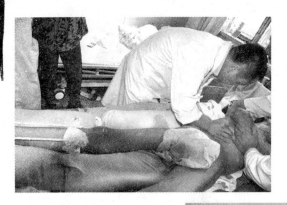

股骨颈骨折分囊内骨折和囊外骨折，囊内骨折容易出现股骨头坏死。

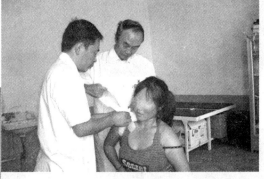

治疗锁骨骨折固定比较难，患者受罪，但愈合好，有点重叠畸形，也不影响功能，不影响外观。

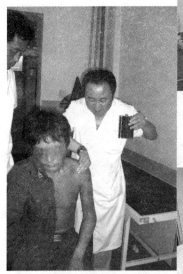

对肩关节强直进行按摩治疗，此病很顽固，反复发作。

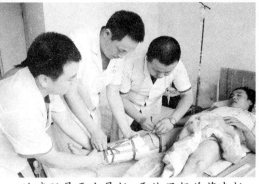

治疗胫骨平台骨折，要使用超关节夹板。要注意内、外侧副韧带、交叉韧带损伤而造成关节不稳，注意造成K型或O型畸形。

治疗掌骨骨折要注
意形成成角畸形。

治疗尺骨鹰嘴骨折时
要特别注意关节强直
而影响关节功能。

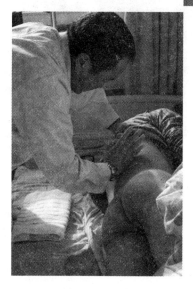

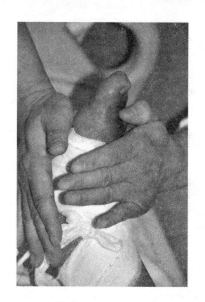

治疗腰椎骨析,要注意
畸形愈合、神经损伤。

足跖骨骨折的固定要注意成角畸形
愈合,失去足弓的正常生理结构。

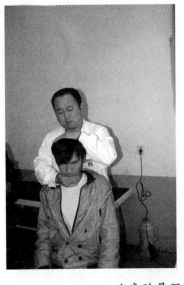

治疗颈椎损伤及颈椎病时注意脊髓损伤及错缝。

儿童肱骨髁上骨折,必须三天之内复位,14天之内取掉夹板,注意畸形愈合和关节僵直。

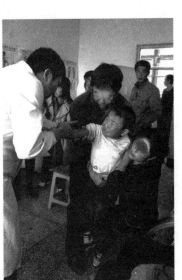

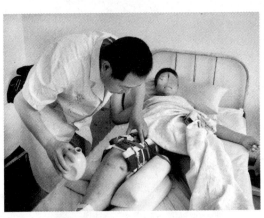

成人股骨干常在中段、下段骨折,复位比较简单。

第四章

娜仁·阿柏和她的后裔

NARENABAIHE
TADEHOUYI

科尔沁包氏正骨的鼻祖——娜仁·阿柏

科尔沁包氏正骨第二代传人

科尔沁包氏正骨第三代传人

科尔沁包氏正骨第四代传人

科尔沁包氏正骨第五代传人

科尔沁包氏正骨第六代传人

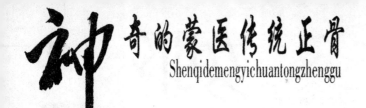

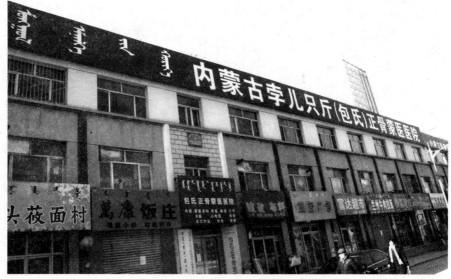

内蒙古红十字会孛儿只斤蒙医正骨医院

一、科尔沁包氏正骨的鼻祖
——娜仁·阿柏

落地生根

娜仁·阿柏是守护成吉思汗宫廷人——鄂尔多斯的后裔。她于清乾隆五十五年(1790 年)出生于伊克昭盟一个付氏世家。她降生时就带有神奇色彩，在右手心有圆圆的一点红痣。她爷爷是蒙古族萨满——博，看她手握"红日"，就给她取名"娜日"。"娜仁"是"娜日"的变格词，是"太阳"的意思。

蒙古萨满产生于蒙古原始氏族社会，是蒙古族最早的原始宗教信仰，在相当长的历史阶段中，它处于蒙古帝国的"国教"地位。成吉思汗非常推崇博，博一直是成吉思汗的一种强有力的精神支柱和号召。在《蒙古秘史》中记载，每当成吉思汗出征之前总有一位博先占卜吉凶；每当成吉思汗得胜宴庆时，这位博主持庆贺祭典，他就是文献上最早记载的蒙古族博的鼻祖——阔阔出。科尔沁博从那时候传承下来，而他的先祖是郝布格泰。相传，娜仁从十岁开始拜郝布格泰的后裔好必达来为师学博，十六岁开始向喇嘛医生学《蒙医药学》，又自学天文学、心理学等。

天穹有云，人间有风。16世纪中期，在蒙古大地意识形态里发生了翻天覆地的变化，1578年，蒙古族阿拉坦汗在查布恰勒庙召开会议，宣布佛教为"国教"，并在西南蒙古各部开始推崇佛教。在1640年制定的《卫拉特法典》又明确提出博为非法，要予以杀戮清除。于是，随着佛教的不断得势，博的势力逐渐由西南向东北退却，东北大地成为博势力生死决战的最后堡垒。郝布格泰就是在科尔沁博与佛之间进行决战的领袖和英雄。关于他与佛教斗争的传说很多。据说他有三件宝，一件是两面蒙皮的红鼓，这是他的坐骑，骑上红鼓，他想上哪儿转眼就能到哪儿。第二件是六十四条飘带缀成的"好日麦布其"（法裙），这是他的翅膀，穿上它想飞就能飞，可以一直飞到九霄云外。第三件是十八面铜镜，这是他的护身

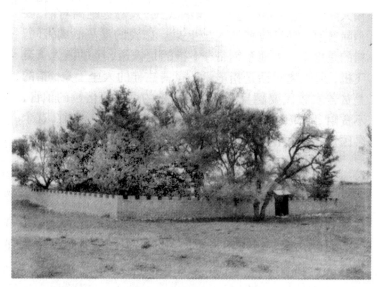

娜仁·阿柏宝木勒（坟墓）

法器。他飞上天去,想用九九八十一个雷霆来击倒佛,佛却让他的五个徒弟钻进他用牛脑壳做的"达木如"(手摇鼓),自己带另两位徒弟钻进了他的铃铛里躲了起来。九九八十一个雷霆轮番轰炸了七年才停下,郝布格泰从天上下来一看,佛和他的七个徒弟都没死。他又搬起三座大山压佛,佛只从地上捏了捏土往上一扬,就把三座大山挡住了。在与佛的决战中,郝布格泰的六十四条飘带只剩下二十四条,十八面铜镜只剩下九面;双面鼓的一面被敖其尔打漏,变成了单面鼓;经书"呼和索德尔"(青色演义经)也被佛收去了,从此博就没有经书了,郝布格泰只好归顺了佛。

娜仁姑娘从她修仙的贺兰山下来,独自一人奔向科尔沁大草原,寻找她师傅好必达来,此时她才十六岁。翻越千山万水,历尽千辛万苦,她终于来到科尔沁大草原,走遍达尔罕旗,寻遍博王旗,最后在图什业图胡硕(科尔沁右翼中旗)查尔森屯打听到其师傅在罕山的消息,一位叫巴图的七十多岁的老牧民用勒勒车护送她,使她终于在罕山南麓查干宝力皋泉水上坡山洞里见到了师傅。师傅在博教最艰难的时刻见到徒弟,非常高兴,并对她寄予无限希望。他告诉娜仁,现在博教处于最低谷时期,你不久将会经受严酷的考验。这样,娜仁在罕山接受师傅的指点继续修炼,在这里她过了"九道关",也学会了过火关的本领。最后师傅嘱咐她:你该下山了,你的命中人是科尔沁明安敖延的后裔腾格力克巴彦(巴彦是富户的意思)。你要去科尔沁,继续把博教发扬光大。说着,师傅把自己的青铜盔、法裙、铜尖靴子、十八面腰镜、一面护心镜、十六尊青铜翁古得(神像)、带有五色彩带的神鞭和十八面插旗交给了娜仁姑娘。

科尔沁,系鲜卑语,意为"弓箭手"。公元 1204 年,即成吉思汗即位前二年,设立护卫军,史载"十八人做宿卫,七十人做护卫,散班。"又载"戴弓箭的四十人"。"宿卫"蒙语"客卜帖勒",护卫为"客什克田",带弓箭的叫"科尔沁"。这些原军事机构名称,后均成为

133

部落名称，最后发展成地区名称了。清朝统一全国后，一面继续加强与科尔沁部的联姻，加封爵位，一面也防备科尔沁部力量的强大，采取了分而治之的政策，把偌大的科尔沁部分成了科尔沁左翼（三个）、科尔沁右翼（三个）六个旗（县级）加以统治和控制。咸丰四年（1854年）科尔沁左翼后旗王爷僧格林沁在堵截太平天国军人进京的激战中立功，皇帝晋封他为博多勒噶台亲王，因而后人把科尔沁左翼后旗也称"博多勒噶台亲王旗"，简称为"博王旗"。

两年后，18岁的娜仁姑娘与成吉思汗的二弟、科尔沁部落的祖先哈布图哈萨尔的十七代孙子明安达尔罕巴特尔诺延的后裔腾格力克结婚，以后便在科尔沁草原扎下了根。是鱼就畅游在水中，是虎就腾跃在深山，是鹰就翱翔在天空。娜仁姑娘在这里保存和传承了蒙古族博教，并成为蒙古族传统正骨术的传承人。也正因为她嫁给了科尔沁蒙古族贵族孛尔只斤氏，所以，人们尊敬地称呼她"娜仁·阿柏"——太阳太太。

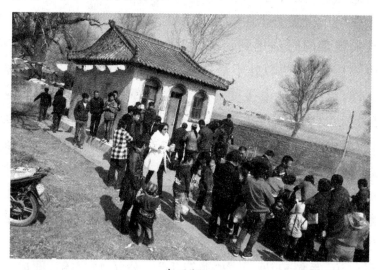

清明祭祀

喜获蛇蛋花宝石

早在一两千年前蒙古族就有民间正骨疗法。由于从事狩猎和畜牧业,天天与野兽、家畜打交道,经常发生跌伤、骨折、脱臼等创伤。于是,蒙古族劳动人民在实践中逐步发明创造了正骨疗术。早在公元前一百年所编的中国医药学处女作《医药月帝》中就有蒙古族等北方少数民族零乱的骨骼解剖知识以及较原始而独特的骨外伤疗法技术的记载。传说在公元763年(唐广德元年)秋,蒙古族的祖先,十八岁的孛儿帖赤那与伙伴在额尔古纳河畔的草原上打猎,伙伴不慎摔下马,右小腿骨折。孛儿帖赤那急中生计,拿刀割断刚打死的鹿的四条小腿,用鹿小腿夹住骨折处,又从马鞍上解下三条皮梢绑住。没想到这么一处理,伙伴折断的腿既不摇晃,也减轻了疼痛。从此,蒙古族中就有了用野兽皮和野兽小腿做骨折急救工具的方法。

娜仁·阿柏是科尔沁蒙古族传统正骨术的传承者,也是发扬者。她有两块神奇的玉石,叫"蛇蛋花宝石",形状如鹊雀蛋,黄里透白,非常光滑,又有美丽的花纹。正骨前,她把玉石握在手中滚动几下,手掌就会产生气功,增加握力。又借玉石在手掌上的凉气去摸、捏、推、拿,分散患者注意力,消除其紧张情绪。它又是直接治病的器具,用其按摩骨折处,能起止血、止痛、消肿作用,特别是能增补人的元气。

神奇之物必带有传奇的故事。这是娜仁渥都干(蒙古族把女性博叫渥都干)告别贺兰山,奔赴遥远的科尔沁大草原途中的奇遇。有一天,她走到渤海边,用海水洗去了征途疲劳,然后舒心地坐在一块岩石上,悠闲地接受太阳的恩赐。

她是草原姑娘,平生第一次来到海边。举目远眺,渤海烟波浩渺,一望无际,湛蓝的海面粼光闪闪,显得柔和美妙。一阵阵海风吹来,使人心旷神怡。欢快的海鸥掀动着雪白的翅膀在她周围飞来飞去。此时的娜仁姑娘正值妙龄芳春,她欣赏着大自然的美景,聆听着大自然的交响曲,一时忘记了自己旅途劳顿和流落他乡的郁闷,激动得真想面对大海引吭高歌。忽然,她看到眼前石缝里有一

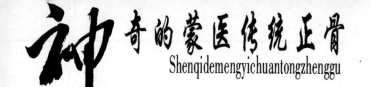

个东西在蠕动,细看,啊!是一条被从中间斩断的花白大蟒蛇在挣扎。娜仁渥都干天性善良,看到这生命垂危的蟒蛇顿生怜悯之心,急忙跳下岩石,拿出治疗外伤药涂抹于蛇的断端,然后把截断的两段对好并用羊肠线缝合。奇怪的是,这蛇似乎很有灵性,好像知晓有人为它治疗,竟然一动不动地配合。过了一会儿,大蟒蛇能够缓缓地爬行了。

花白大蟒蛇向前爬行了一段,忽然停住,并掉过头来看看娜仁渥都干,还似乎点了点头,表示什么意思。娜仁渥都干奇怪地向它走去。蛇看到渥都干跟过来,又艰难地往前爬去,渥都干止步,它也停住回头看,并不住点头。娜仁渥都干感到奇怪,想知道究竟是怎么回事,就跟了过去。蟒蛇爬呀爬,爬到一个洞口,停下来回头示意,然后就钻进山洞了。

过了片刻,蟒蛇又游出来,从口中吐出个东西又钻回去,不一会儿又出来,又吐出一个东西。这次它回去后再也没出来。娜仁渥都干向前走过去一看,蟒蛇吐出来的是两块光滑的椭圆形玉石。娜仁渥都干手拿玉石,心想:自然界的万物皆有灵性,蟒蛇不寻常的举动肯定预示着什么问题。她珍重地收起那两块玉石,并虔诚地合掌,这才离开渤海,继续踏上奔向科尔沁的路程。

蒙古族老乡常讲狐狸、獾子、黄鼠狼、蛇、刺猬、兔子等多年的动物有灵性,其中狐狸、黄鼠狼和蛇最为厉害。晚上,白花蛇给娜仁渥都干托梦,告诉她两块玉石是送给她治病用的。从此,她形影不离地把玉石带在身边,用于治疗正骨和其他疾病。

玉享有盛誉,已有七千多年的历史,而且其地位越来越高。第一个称皇帝的秦始皇就用"白"、"玉"组成的"皇"字作为他最高权力的象征,从此,用玉做的印章只准皇帝使用。

"蛇蛋花宝石"这美名,是蒙古贞旗葛根庙的活佛给起的。葛根庙活佛看到这两块玉石后称赞不止,并给她讲了古代"千年玉花石"的故事。说元太宗窝阔台登基后的第七年,山东一姓苏的人在景仙山获一块"千年玉花石",一时惊动世人。有华氏一人对这块宝石垂涎三尺,杀害苏氏,抢走了玉花石。苏家人不罢休,导致国内长达五年的战乱,百姓陷入水深火热之中。最后苏家重新夺回宝石,由这玉花石保佑,苏家代代出朝廷功臣。

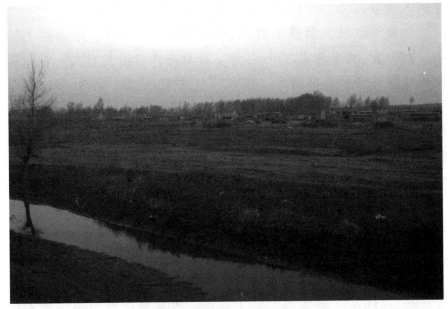

包氏正骨摇篮——哈布图盖村

为葛根治伤

娜仁·阿柏治疗骨伤,无论患者伤在什么部位,无论其伤得多么复杂、多么严重,她都用两手的技巧来复位处理。疼痛少,治愈快,真是神极了。她总结出诊断原理:视其伤部功能,听其折处擦音,问其骨伤经过,思其疼痛程度,摸其断裂变化。她治疗方法有:对开放性骨折,先用银筷子取出已死碎骨,再用其蛇蛋花宝石按压止血,然后用其青铜镜和银杯按摩接骨;对颅骨等凹陷性骨折、肋骨等塌陷性骨折,用拔罐提骨复平法处置,再用热沙罨敷伤肢使其恢复关节功能;对脊柱骨折,则用双腿上吊牵引法复位;而四肢骨折者,用牛皮、髓骨、蒙古栎等材料制成的夹板和兔子、绵羊绒毛、

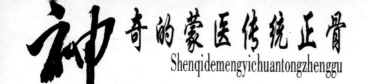

幼小兽皮、油鞣革等加垫予以固定;对脑震荡,则采取以震治震、震静结合的办法治疗。

她行医从不看其贵贱,不分其贫富,对患者一视同仁。只要有病人求医,不管黑更半夜,还是刮风下雨或大雪纷飞,有求必应;她急病人所急,忧病人所忧,从不考虑回报,施以仁爱之心。

她曾治愈过大活佛的骨伤。那还是她来科尔沁草原路上的事。有一天,她走到蒙古贞旗(今阜新蒙古族自治县)边界,在西部葛根庙附近一百姓家借宿。东家叫吴常龙,他看一个姑娘家孤单一人赶路很奇怪,便问是干什么的,去何处。娜仁渥都干实言相告,说自己是渥都干,去科尔沁找师傅。吴常龙一听她是渥都干,便问:"你能治病吗?"娜仁渥都干说:"既然是渥都干,当然能治病啦。"东家又追问:"能治骨折吗?"渥都干说:"正是我本行。"

吴常龙不由咧开大嘴笑了,说:"我是葛根庙看大门的。现在我庙四世查干·迪延奇·呼图格吐葛根(活佛)罗布桑图布丹拉格力格正伤骨卧床不起,你要是能治愈他,会对你有好处的。"

有没有好处无所谓,治病救人是她的天职。她忘掉一天的征途疲劳,当即让东家领她去见了葛根。本来是佛教与萨满教不相容,但已请遍当地名医仍卧床不起的大活佛无奈之中抱着试试看的态度接受了娜仁渥都干的治疗。他是大庙之主,不久前进京朝见嘉庆皇帝接受圣旨,在兴高采烈地返回途中,不慎翻车,导致其右上肢骨折。

活佛看见娜仁渥都干,便强打精神坐起来,显示自身的高贵,礼貌性的客套之后归于正题,探讨其诊治方法。娜仁渥都干胸有成竹地说:"请您放心,治病以信为贵,只要您与我积极配合,伤处很快会愈合的。"

娜仁渥都干先让葛根抬抬伤臂,听了听断骨的擦音,又问翻车状况,然后用手摸捏伤处。原来葛根翻车时右手掌着地而伤,右上肢功能完全丧失,伤口出血,右肘部变畸形,有明显分散而不规则的摩擦声音。娜仁渥都干确诊为右侧肱骨外科颈粉碎性骨折合并肩关节脱位。娜仁渥都干叫葛根坐下，让一助手把住伤肢往下牵拉，另一助手用宽布带从腋窝穿过向上牵拉，她在两位助手的对抗牵拉下，双手把住肱骨骨折近端，两个拇指按压顶推肩胛窝，其余手指把住骨折远端往外端提、回旋，使折处和脱位复位，然后用两块压垫和四块夹板外固定。

七天后，葛根伤处消肿，疼痛减轻，她解开夹板，给予重新调整。再过七天，伤肢不痛不肿，胳膊能抬能动，伤口完全愈合。娜仁渥都干解除其外固定，然后喷酒按摩，嘱咐他每天要进行功能锻炼。

见骨伤已愈，葛根高兴不已，忘记了身份，也忘记了两教之争，决定认娜仁渥都干为干女儿，相传，葛根又把多年珍藏的秘方赠给了她。娜仁渥都干在这里住了两个多月，最后查干·胡图格吐葛根为她备好盘缠，并派人把娜仁·阿柏护送到科尔沁。

《山上仙方》的由来

娜仁渥都干治疗骨伤辅之以仙方《敖民乌日勒》，其神力无比，被称作《山上仙方》。关于仙方的由来，还有一段美丽的传说。

科尔沁达尔罕旗地域辽阔，水草丰美，富饶秀丽。这里地形多是一马平川的大甸子，少部分是坨沼地。这里没有纵横连绵的山脉，只有孤立的七座山，它们是大小哈日巴拉山、大小吐尔基山、蒙古套拉盖山、布格特尔山和玻璃山。而它们的分布，正像北斗七星，所以人们称之为北斗七星在地上落下的影子。

美丽的吐尔基山位于通辽市东（今属科尔沁左翼后旗管辖），西辽河短支流洪河畔。这里有赞美吐尔基山的民歌，流传很广。歌中唱道："从西侧来看/令人喜爱的吐尔基山/老虎、豹子之类野兽/集聚留驻的好地方。从东侧来看/叫人喜爱的吐尔基山/黄羊、羚羊之类野兽/成群生息的好地方。"在其悠扬动听的曲调里，蕴藏

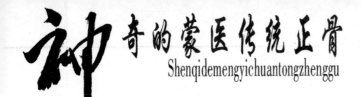

了草原人民对家乡的无限热爱之情。

相传,有一天,这吐尔基山的小山神变成小花鹿,下山到草甸上玩耍。不料,突然出现一伙狩猎人,向它射去一支万恶的毒箭,小花鹿不幸受伤。猎人们见已射中小鹿,正兴致勃勃地继续要追杀小鹿之际,忽有一人扬鞭飞马横在了他们面前。人们一看便知,那是人人崇敬的渥都干——娜仁·阿柏,便都下马向她施礼。娜仁·阿柏既气愤又无奈地向他们讲解人间万物均有生灵的道理,劝猎人们放弃追杀小鹿的念头。因为娜仁·阿柏地位显赫,威望极高,大伙儿不敢违抗其劝阻,乖乖地放走了小鹿。

当晚,有一人赶着轿车(套马的带篷车,过去贵人才使用此车)来到娜仁·阿柏家,说是北屯人,他家少爷生命垂危,请阿柏(贵妇)去诊治。娜仁·阿柏片刻不敢停留,拿起器具箱就走。

不知走了多少路,轿车穿过一片森林,来到了一个山庄。娜仁·阿柏来到科尔沁几年,走村串乡,从未见过这样地形地貌的村落。但此时她只为病人所急,无心去深虑此事,跟着来人走进屋内。

屋里灯火辉煌,大堂小厅宽敞明净,来回走动的男男女女,均是体态俊俏,容颜秀丽,各个举止适宜,修养有素。只见一小伙在炕上躺着,由于流血过多,脸色苍白,气脉虚弱,神昏谵语。娜仁·阿柏坐都没坐,连忙打开器具包,叫他们现挤来马奶,用鲜奶给他清洗了伤口,又用她那"蛇蛋花宝石"按摩伤处止血。然后,她拿出用羊肠做的细线小心翼翼地缝合了伤口。

俗话说:"孙悟空七十二变,就是变不了其小尾巴。"处置完了,娜仁·阿柏无意中发现这家人背后都露出短短的花尾巴。她这才意识到伤者就是白天相救的那只小鹿,他们原来是山神家族。娜仁·阿柏不知是惊是悸,不知所措,收起器具要走。这时东家拿来黄澄澄的一斗黄豆送给她表示感谢。娜仁·阿柏哪有心思收礼,何况农家缺不了那么点黄豆。她不敢收,也不想收,婉言谢绝了。此时一位手勤脚快的妇女抓起一把黄豆就往她器具包里硬塞了进去。东家很难为情,又拿出一部古书,说:"这是一部药书,对行医的人肯定有用,请您笑纳。"娜仁·阿柏看了一眼书名,但根本没有记住是什么书,收了就走。

东家又用那轿车把娜仁·阿柏送回家,娜仁·网柏回味着白天和夜晚发生的一切经过,给家人讲述了一遍,大家都很惊讶。娜仁·阿柏拿起那部书看,封皮上写着《山上仙方》,再打开器具包,只见包里有闪闪发光的东西在滚动,拿出来一看,原来那女人塞进的一把黄豆哪是黄豆,都是一颗颗灿灿发光的金豆!

《山上仙方》是配方密书,娜仁·阿柏细读了此书,按其配方酿制她独有的《敖民乌日勒》药。用这秘方酿制的《敖民乌日勒》有祛风除湿,活血通经,息风定惊,镇惊安神,理气止痛,温中和胃,调节神经,利肝解毒作用。娜仁·阿柏用其诊治无数患者的病,并传给她的子孙后代。二百多年来,《敖民乌日勒》以其特有的疗效,为千千万万患者带来福音,带来欢笑。

手到病除,起死回生

渥都干的治病过程少不了一些迷信色彩。娜仁·阿柏首先在升(量粮食的器具)里装满炒米或小米,把所供的翁古得(神物)放在升里的米上,还插上几支香,然后唱起请神的歌,把神请到了才开始治病。

娜仁·阿柏救治最多的是平民百姓。在她四十二岁那年有一天女仆跑来禀报说:"门外有一抱小孩的妇女哭着求见太太。"原来这妇女叫朱秀兰,河北人,家乡遭水灾后,夫妇俩逃荒出来,在博王旗落脚并添了个小娃娃。没曾想,丈夫给牧主放羊,因不熟悉当地地形地貌,日落后在归牧途中摔下深沟,再也不能动弹了。娜仁·阿柏马上叫人套毛驴车,让那妇女抱着孩子坐上车,自己骑上铁青马一起出发到她家。朱秀兰家穷得家徒四壁,两间破土房还是借

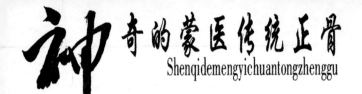

住的，炕上没有席子，纸窗遍布漏洞。病人躺在炕上，盖了个不知从谁家要来的破棉被，头下枕着用柳木做的枕头。

娜仁·阿柏看了非常难过，既怜悯又同情，马上上炕为他诊治。病人是第一与第二腰椎关节脱位，椎髓被压迫。她让朱秀兰请来两个帮手，先使病人俯卧，然后按“欲合而离，离而愈合”的原则，叫两位帮手把他全身向反方向牵拉，自己用双手掌根强力按压，重中含轻，轻重结合地按压了较长时间。然后又用掌根部位顺椎骨纵轴方向往上轻轻反复推了几次，使气血流通，顺筋立骨，纠正了复位当中的不足之处。最后，让病人仰卧，在脱位部位用软布压垫，并给他抓了一周的秘方药，告诉他在第十四天可以下地走路，不但分文没收，还留给他们十两银子。

她六十五岁那年的一天，在一邻村路口遇见送葬的车，路旁的人告诉她，说是一小媳妇因难产而死。娜仁·阿柏无意中又看见他们走过去的背后留有斑斑血迹，原来装殓死者的棺材是用马槽对付做的，显然，此血是死者留下的。她再低头看了血，血是鲜红色，拿一小掐带土的血闻了闻，又捏了捏，她断定，此妇肯定没死，是因出血过多而出现假死状况。战国时期的大医学家扁鹊擅长各科，被赵国人誉为“带下医”(妇科)，有史记载，他就曾救过一名因难产中出血过多而假死的妇女。她赶忙跑过去，挡住前去的车，说：“我是娜仁·阿柏，我说此人没死，赶紧打开棺材救人！”众人听了，先是一愣，把疑虑的眼光投向了她。不过说话的人是草原神医娜仁·阿柏，他们便半信半疑地停住车，打开了棺材。娜仁·阿柏上车一看，此人面色蜡黄，摸其脉搏，脉搏还真有微弱的跳动。她急忙从包里取出铜针，在“死者”身上找了穴位扎了几针，然后又取出药沫，灌进“死者”嘴里。过了片刻，“死人”有点动弹，随后又睁开了眼睛。见此情景，人们都惊呆了，不知所措。娜仁·阿柏叫他们赶紧把病人抬回去，她立即以法术和医术进行治疗，病人很快缓和过来，顺利地产下胖乎乎的男孩。

娜仁·阿柏不仅传承了蒙古族传统正骨手法复位术,发扬了用夹板固定四肢断裂和用白酒泡软的牛皮当作今天的石膏固定法等原始固定法,继承了正骨时在伤处用嘴喷酒时爆发出惊人的哨声而分散患者注意力,达到使其松弛肌肉,并能促使血液循环,消除肿胀的喷酒法,创造了自己独特的正骨技艺。在器具上,她用"蛇蛋花宝石"和银杯、铜镜按摩;在处置上,她用马奶清洗和用羊肠线缝合伤口;在药疗上,她使用密方配制的"敖民乌日勒"等药。她行医近七十年,治愈病人千千万万,她给草原人们带来的仁爱,给民众带来的幸福,可以用甘露和圣水来比。

赴向天国

世上没有绝对的东西,一切事物都以相对而存在。比如,有长,就有短;有硬,就有软;有升,就有降。同样,有生,就有死。这是宇宙之永恒不变的规律。

光绪元年,也就是 1875 年的一天,金灿灿的太阳收敛起美丽的笑容,湛蓝的天空蒙上淡淡的青纱。今天,在草原播撒仁爱、播撒幸福的娜仁·阿柏,遵循宇宙更换交替的规律,从短暂的尘世赴向永生的天国。

她被迫从美丽的鄂尔多斯孤身一人出来,路经渤海,来到科尔沁寻其师傅,又遵其师傅的旨意嫁到科尔沁腾格力克台吉,落地生根,繁衍后裔;她勇于挑战,胜利通过图什业图亲王设置的火阵,为科尔沁蒙古博留下了一根生存线;她传承蒙古族传统正骨术,并使其充实、发展,为蒙医骨伤科学打下了坚实的基础;她在广大农牧民中间行医行博,走村串乡,风里来雨里去,为草原人民送福音送欢笑,如今一晃就是八十五年,犹如长长的一夜之梦,一切成为过去。八十五年,她太累太累了,该好好地休息了。

噩耗传出,科尔沁各旗及临近其他旗的王公贵族、头面人物及平民百姓数千人,从四面八方赶来,为他们这位最崇敬、最爱戴的

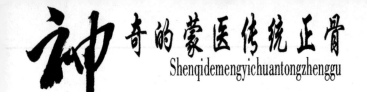

草原神医送行；噩耗传到北京，在清朝誉为"伯半朝"的三代元老、博王旗亲王伯彦讷莫古听了，提笔为娜仁·阿柏题词，表示无限悲痛，并从旗王府库里批拨白银作为修建娜仁·阿柏"宝木拉"（陵墓）的专款。

按照蒙古人的习俗，在给老人送殡时由十六人或三十二人抬担架，不用车拉，以示孝敬。灵柩启程时，在其前面有子孙一人举起写有文字真经的"玛尼树"引路。蒙古人讲，这是给死者的灵魂引路，人死灵魂不死，随"玛尼树"去坟墓。如果没有"玛尼树"引路，人的灵魂或迷路，或迷恋于自己的家不走。所以蒙古人讲究以活柳树枝为"玛尼杆"，把写有文字真经的达日楚嘎（白布小旗）扎在"玛尼杆"上头，引灵柩去墓地，埋葬时把这"玛尼树"立于墓北面。

白博和黑博的埋葬方式还不一样，黑博讲究风葬，而白博选择土葬。娜仁·阿柏是白博，自然是土葬。

第三天的良辰，娜仁·阿柏的送殡队伍浩浩荡荡地启程了。三十二人的担架队跟着玛尼树缓缓地前行，后边还跟着很长很长的送行队伍。虽没有像汉族那样吹鼓和打魂幡的，但其声势不亚于王公出行。

娜仁·阿柏的安葬地选在她生活过的哈布图盖屯东南叫"召格芒哈"的沙坨子西角。这是她生前自己选中的地方。在沙坨南边离一百步的地方是由西向东北流淌的哈布图盖河，而与河对岸的"召格芒哈"沙坨正像欲饮河水的一条龙。后来，来回穿过的阴阳先生们看了都说，此地正是天、地、人和的宝地，而娜仁·阿柏的"宝木拉"正坐落于龙的头部，是极好的"风水"之地。

娜仁·阿柏在此地一躺就一百多年。如今，娜仁·阿柏的"宝木拉"已超出一个家族的范围，成为科尔沁全蒙古族信徒们的共同神灵。今天，每当中国人民的传统节日清明节到来的前后七天，人们从四面八方来到娜仁·阿柏的"宝木拉"前为她扫墓、祭祀。科尔沁包氏正骨第四代传人包金山夫妇对笔者介绍说，每到清明前

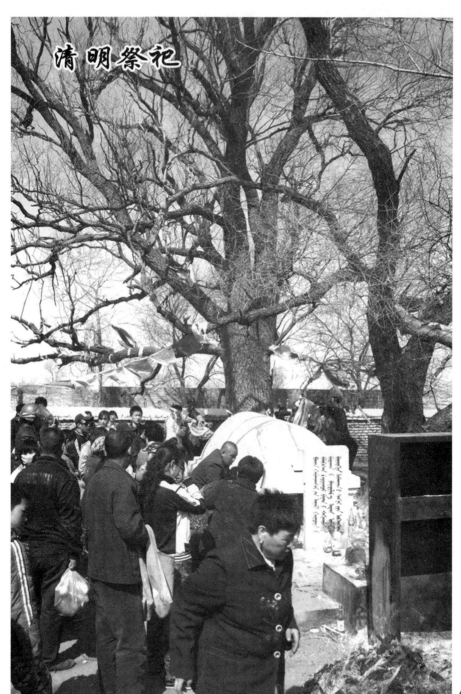

清明祭祀

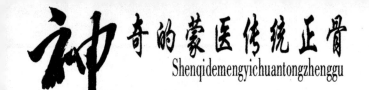

后的七天,前来祭拜的人多得犹如举行有组织的什么集会活动一样,有烧纸的,有敬献贡品的,也有磕头的,我们直系亲属来了也无法挤上去,也不知道谁在什么时候用白灰把"宝木拉"刷新了。

一般传统正骨人都祭"罗斯"("罗斯"是"长仙"——蛇仙的尊称)。科尔沁包氏都在农历十月二日祭祀。在娜仁·阿柏健在时就在哈布图盖屯北占用 12000m² 的地盖一座"罗顺苏木"("罗顺"是"罗斯"的变格词,"苏木"是"庙"),庙不大,它周围长满了柳树、榆树和杨树,地上撒满了白色的鹅兰石。每到九月末,包氏家族成员从四面八方赶着牛、马车,载宰杀的羊和米面、酒肉聚集在一块儿,举行 21 天的祭祀活动,每天晚上萨满都下神,这样壮观的祭祀活动一直延续到土地改革。

由于蒙医正骨中蕴含着很多科学要素,所以具有很强的生命力,即使在现代科学的冲击下,它仍然占有很大市场,充分显示了它存在的合理性。

一个民族、一个地区要向社会、向人类不断地做出新的贡献,把别人的东西搬过来并超过别人,是难上加难的事。而要在自己特有的优秀文化遗产上做文章,就容易造就特色产品、优秀产品,这就是"越是民族的,越是人类的"道理所在。

二、科尔沁包氏正骨第二代传人

包达日玛

包达日玛(1835~1909),科尔沁包氏正骨第二代传人。

在科左后旗双合尔山东南七十里处有个叫昭巴郎图塔拉的大平川,平川西南的沙坨子上有叫阿拉坦敖包的土堆子。相传这土堆子是一个金马驹的栖息地,金马驹每天清晨从这里出来,去好尼沁敖瑞和乌努沁敖瑞两个沙坨子中间来玩耍。后来,人们在两个沙坨子中间建了一座药王庙,把昭巴郎图塔拉(苦难的甸子)改名为吉尔嘎朗图塔拉(幸福的甸子)。

科左后旗的小镇吉尔嘎郎东边 35 里处有个叫哈布图盖敖瑞的大坨子。"哈布图盖敖瑞"是"平顶坨子"的意思,传说是唐朝时期高丽国大元帅所立的点将台。坨子很高,从根到顶约有 130m,普通人一口气很难爬上去。说从其顶上远望,能看见辽宁省彰武县东南边的哈嘎拉嘎山。坨子周围原来都是沙丘,因出火石,也称"火石沙丘"。过去人们很少使用火柴,都以火镰打火起火,所以周围几十里,甚至上百里的百姓都来这里拣火石。"平顶坨子"的西南有个叫"哈拉乌苏"的一个大泡子,人们说他是唐朝大元帅薛仁贵大将军饮马的水。原先泡子里有 5m 长的一条白花蛇和一条黑花蛇。有一年,在泡子边叫"布丹哈日嘎那"的坨子的西南面上黑花蛇被雷击而亡。当地百姓把它白花花的骨头拣起来,隆重送葬。黑花蛇死后,白花蛇再也没露出。"哈拉乌苏"泡子很怪,即是大旱年也水位不会下降。1958 年"大跃进"时人们挖渠想拉出泡子水也未能如愿,水就是不往外流。

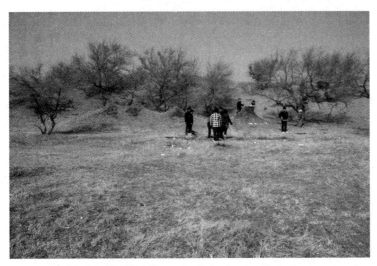
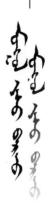

包氏祖坟(左数第一、二为包达日玛夫妇之坟;
第三为包玛尼之坟;第四为包玛沙之坟)

147

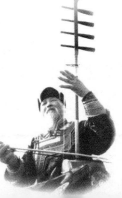

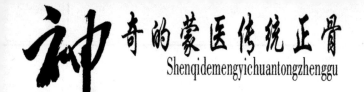

哈布图盖敖瑞东北有个叫哈布图盖的村子,村名就是从哈布图盖敖瑞而来的。它坐落于坨子北边。村子与坨子中间有一条小河,河水清澈见底,宛如一条洁白的哈达。背面,一条沙坨子紧围着村子,沙坨西端有叫"散都芒哈"的地方。这里长满散都树,其叶子可食用,在灾荒年月或青黄不接的时候它可是全屯百姓的救命食物。道光十五年(公元1835年)腾格力克巴彦和娜仁·阿柏在本村生了一个胖小子,此人就是后来的包氏正骨第二代传人包达日玛。

包达日玛在正骨环境中长大,耳濡目染,从小就受到传统正骨术的熏陶。但传统正骨术作为萨满职能的一个门类,在传代时也要举行仪式,而且必须在他们祭祀祖先的阴历十月十二日进行。在包达日玛十六岁的那天,娜仁·阿柏身穿法衣,先让包达日玛向天地、向四面八方的神仙磕头,向祖先的神灵磕头,然后在脑门上拍了三次,在百会上喷酒三次,然后再两个巴掌上喷酒拍打七次。尔后用银管子挑着三条小白布烧,将烧完的灰用半夜提来的水送服。最后,又给他传教秘诀,再给他传授"三戒"等家规,这才传教结束。

包达日玛本是台吉(贵族),但他以平民百姓自居,从不盛气凌人;他本是世家正骨医人,但他把自己看成普普通通的人,从不高高在上。他不是见杆往上爬的人,也不是恃才傲物之人,一生认认真真地做事,踏踏实实地做人,给后人留下了好的印象。

1858年5月,科左后旗亲王僧格林沁奉命守护天津大沽口。此次抗英战斗十分激烈,双方死伤严重。为就地救治伤员,僧格林沁亲王想起了家乡同族胞弟包达日玛。包达日玛被接到战场,在那里治疗伤员两个多月,圆满完成此次来大沽口的使命。亲王与包达日玛均是科左后旗鼻祖明安诺彦的后裔,亲王是明安长子栋果尔开创的希如德努图克("努图克"是今苏木、乡级行政区)的台吉,而包达日玛是明安诺彦四子桑格日拉杰青巴图开创的阿嘎洲努图克台吉。亲王一来对自家胞弟的情意，二来包达日玛医术确实高人一筹，诚心想把他留在官场内让他享福。但包达日玛婉言谢绝，回到了草原。

1862年，穆宗皇的表弟摔马骨折，包达日玛接旨进京治愈。皇上劝包达日玛留下为皇家服务，并赐予蟒袍一件，他一一谢绝。开国元勋青山听皇上赐给包达日玛蟒袍，心里很不平衡。蟒袍是一至七品官才可享用的，皇帝及亲王的蟒袍是黄色锦底绣五爪九条蟒，其他一至七品官的蟒袍是绣有四爪五至七条蟒。他想，自己出生入死为清朝打天下，只受封于国公，而包达日玛轻而易举领受到皇上赐予的蟒袍，太便宜了他。于是他就追赶回科尔沁草原的包达日玛，想夺回蟒袍。追赶到一看，包达日玛根本没穿蟒袍，手里也没拿蟒袍，他委婉地问清事情的经过后马上改口说自己是前来送行的。

1909年，阿嘎洲屯有个叫特木其勒的小伙子摔伤右股骨干开放性骨折，因流血过多，生命垂危，包达日玛决定给他补血。民间也有验血的土办法，把两人的血滴于银器或玉器里，能搅到一块儿算血对上了。老百姓讲，《三国演义》上的"桃园三结义"本来是四结义，因赵子龙的血没与其他三人血溶在一起，因而被剑尖儿挑出来扔了。补血自古以来就有，在只有包达日玛他自己的血才对上那小伙子血的情况下他就毅然决然地为他献了血。就那次老人伤了元气，身体一直没恢复，不久就离开了人世，享年74岁。

包氏祖坟位于哈布图盖屯西北几里地的东西延伸的一条坨地边。包氏蒙医传统正骨第二代传人包达日玛夫妇的坟在西，中间是长子包玛尼的坟，东边是次子包玛沙的坟。三子包边都的坟不在此处。

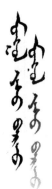

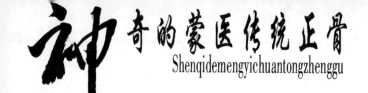
三、科尔沁包氏正骨第三代传人

包玛尼

包玛尼是包氏正骨第二代传人包达日玛的长子,1886年生,于1928年7月42岁去世。包玛尼受其父亲的影响,从小就掌握了传统正骨疗术,在同辈里医技最好。他善于了解患者所想所思,激发患者的信任感和自我修复愈合应激本能。他医技超人,当时在民间传得神乎其神。但他始终没离开种地、放牧,从未发财。

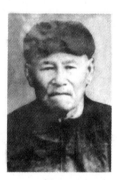

包玛沙

包玛沙(1889～1969),传统正骨医人包达日玛之子,是科尔沁包氏正骨第三代传人。

包玛沙兄弟三个,老大包玛尼、老三包边都,他排行老二。他从16岁开始随其父亲行医,扬名于整个科尔沁大草原。他无论是深更半夜还是刮风下雨,不顾寒冬腊月,也不管路途多远,有请就应,骑上他那白马就上路。因为他总是不离那可爱的白马,人们亲切地叫他"毛力太爷爷"(乘马的爷爷)。

他那白马原是匹野马。

有一次包玛沙被请到蒙古贞旗治病,闲暇时被主人请去海棠山狩猎取乐。海棠山山峰重叠,连绵不断,被葱郁的森林覆盖,忽而山风吹来,茂密的树林掀起一层又一层的绿色波浪。山峰下,茂草迷离,藤葛缠绕,沟壑纵横,泉水潺潺。崎岖的山路像是一根羊肠,盘盘曲曲,宛延伸长。空气清新、凉爽,使人感到豁朗,心胸敞亮。

前方隐隐约约间有一座庙金顶在阳光下闪闪发光。包玛沙把马拴在一棵树上,自己向那庙奔去。庙不大,但很庄严、肃静。院内古柏参天，繁花盛开。殿堂垂檐呆角，古色古香。

正在他观赏的劲头，从山下传来马的嘶鸣声和两马相斗的动静。他预感不好，赶忙下山，走到拴马的地方，一看，他那马四肢直登，躺倒在地。原来他走不久，从山林中窜出一匹白色野马，直扑包玛沙的坐骑，连踢带咬地厮斗起来。包玛沙那坐骑体魄赶不上野马，再加上拴在树上，很快被野马踢倒。包玛沙正为自己的坐骑惋惜之时，那匹野马从树后慢慢腾腾地朝他走了过来。野马一直低着头，不怕人，老老实实地站着不动。包玛沙这才清楚地看出这战胜者也伤痕斑斑，并其口角处还淌着殷红的血。包玛沙知道它的下颌骨被踢脱臼了，是来求他复位的。于是他就下手，把医铃塞进马嘴里，撑开其嘴巴，又用双手压其腮帮子，再以推、提等手法很快就复位了它脱臼的下颌骨。

马好像通人性，感到不痛了还不离去。包玛沙失去了马，赶忙捡起死马的笼套、嚼子和鞍子套于这匹野马，从此，这白色的野马就成为他终生的伴侣。

包玛沙身高一米八，体格健壮，旗王爷看中了他，想叫他当王爷的摔跤手。若成为王爷的摔跤手丰衣足食不算，还有社会地位，是当时年轻小伙子们梦寐以求的事。可是包玛沙没接受王爷的邀请。

有一次他治好毛道吐村李氏财主的骨伤，当作医治费，向他索要了一头牛。返回时，他到该村最贫困户巴图吉尔嘎拉家，告诉他："我给你一头牛，去从李老财主那儿牵来。"当巴图吉尔嘎拉去李财主那儿牵牛的时候李财主才恍悟一向治病不开口索要财物的包大夫直点要了一头牛的真意。

有一次王府管印章京被马踢膝盖骨碎裂，包玛沙给治好了。管印章京问包大夫要什么？包大夫啥也没要，就求他解决包大夫他们哈布图盖屯年年遭受水灾的问题。后来经管印章京的疏通，王府真的拨出一笔款，动用劳力，根治了该屯水涝问题。

151

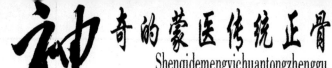

　　过去，蒙古族台吉即便是贫穷，其社会地位比其他人高一等。比如，蒙古人办婚事，在送亲队伍中要有一名首席诺彦，而这首席诺彦必须由台吉来充当。过去有"三九流"的顺口溜，"上九流"为：一流佛祖二流仙，三流皇帝四流官，五流员外六流客，七烧八当九庄田；"中九流"为：一流举子二流医，三流风鉴四流批，五流丹青六流画，七僧八道九琴棋；"下九流"为：一修脚，二剃头，三班四把五抹油，六从，七娼八戏九吹手。医人虽然占不上"上九流"，但在"中九流"里还占到第二位呢。包玛沙因不图财、不图名，而且往往救济穷苦人，所以他即便是"中九流"里的二等医人，但生活始终是贫寒，在土地改革运动中不但没批斗，还被划为贫农。

　　包玛沙总结前人的经验，创造了自己独特的疗术。他正治陈旧性骨折时采用"错位整复"的办法，把断骨的对口重新撑开，然后叫其稍微错开复位，这样处理，会使骨痂生长加速。而在重新撑开或断开陈旧性骨折时，用羊瑟博素（瘤胃内容物）或马奶酒来处置。刚出膛的羊胃内容物里倒些马奶酒和草药，把伤部塞入其中进行热敷，然后把陈旧性骨折撑开或重新断开。这样处理能起到麻醉和消肿作用，会减轻伤者疼痛。

　　包玛沙还十分重视功能锻炼，而在愈合的不同阶段采取伤肢不同部位的活动。比如，刚复位的时候要活动伤肢远段部位；在愈合的中期要活动伤肢近段部位；而在痊愈阶段要扩大关节的活动范围和肢体持重力的锻炼。

　　1964年6月，吉尔嘎朗嘎查（"嘎查"是村子的意思）木匠马占山在伐木时不慎被大树压倒，造成小腿粉碎性骨折，皮开肉绽，出血不止。连续请了几位大夫，他们都摇头，不敢下手，劝家人赶紧准备后事。家人束手无策，只好请木匠，为他打了口棺材。后有人提醒，请包玛沙来试试。包玛沙来一看，病人小腿成角畸形，并有假关节活动，是严重的螺旋式粉碎性骨折。他用马奶清洗其伤口，把烂肉都挤掉，又把坏死的碎骨一一拣出，然后把祖传药撒在纱布上包上伤口。处置完了,他才在助手的帮助下进行人力牵引,再用推、按、板、提等手法把断骨复位,最后进行外固定。蒙古人图吉利,马占山家人把那口新打的棺材烧掉,马占山一百天真的痊愈,还操起了老行,日子过得越来越好。

包玛沙马背行医七十年,治愈蒙、汉、回、朝等八个民族的数以万计的患者,其中年龄最大的 94 岁,年龄最小的出生只有一个月的婴儿。1953 年 3 月,原科左后旗旗长钢嘎木仁为他题词:"著名蒙医正骨学师包玛沙"。在党和政府的关怀下,他破除迷信,不断接受新思想,把自己祖传技术无保留地传授给后人,先后培养 13 名徒弟,扩大了正骨技术队伍。

"人事往来成古今"。包玛沙于 1969 年与世长辞,享年 81 岁。

包边都

包边都是包氏正骨第二代传人包达日玛的三子,生于 1895年。他辛勤、俭朴,耕田放牧,日子逐步富裕起来。人很勤俭,总是穿着不讲究,亲自与雇工一起下地劳动。

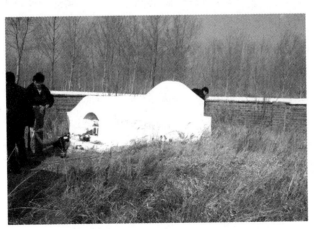

包氏正骨第三代传人——包边都之坟

包边都医术精湛,闻名遐迩,求医者常常络绎不绝。他生前把

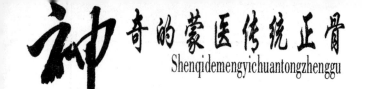

包氏正骨技术传给了两儿一女。他长子阿古拉、次子特木尔宝力道及女儿六月都是包氏正骨第四代优秀传承人。

四、科尔沁包氏正骨第四代传人

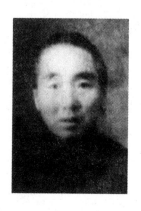

包努娜

包努娜是包氏正骨第三代传人包玛尼的女儿，1908 年生，于 1959 年去世。

包努娜 16 岁独立行医。她是有名的接生员，能把死胎从子宫内解肢取出。正骨医术也娴熟，附近几个旗（县）甚至辽宁省的骨伤骨折患者都慕名而来，求治于她。她像男人一样，能骑善跑，有求必应，不管黑天半夜，不管刮风下雨，骑上马就出发。

她心地善良，经常济贫帮困，从不考虑回报。从外地来的患者住在她家治疗，好像是她们家庭成员一样共餐，有时候患者多，把准备过大年的肉都吃光。2007 年从巴彦淖尔盟来了一个人，找她后裔。来者说，他父亲临终时留有话，说老人年轻的时候领他老母让努娜老太太治过骨伤，努娜老人给治好了伤，见他们穷，分文没取。他把这事一直挂在心上。后他儿子在巴盟发迹，老头把回报努娜老太太的夙愿告诉了儿子。儿子不辜负老人的心愿，千里迢迢来到科尔沁，找到努娜老人的姑娘，把表达其已故父亲心意的5000 元钱交给了她。

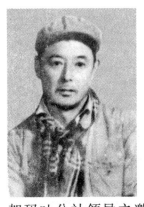

包柱拉

包柱拉生于 1929 年,是科左后旗浩坦苏木哈布吐盖村人。他从小受其叔父包玛沙的熏陶,掌握了传统正骨医术。1966 年,宝力根大队建立医务室,他与其叔父包玛沙在医务室行医,来自东四盟和辽宁、吉林等地的骨伤患者络绎不绝。1970 年 4 月,由科左中旗架玛吐公社领导之邀去那里行医。他正骨技法独特,错位的骨折,一般能一次性复原,夹板外固定时间也短。

包柱拉于 1987 年去世,享年 59 岁。

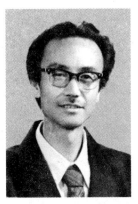

包金山

包金山生于 1939 年 7 月 13 日,他是科尔沁包氏正骨第四代传人。他从小从祖父和母亲那里听到其曾祖母娜仁·阿柏的很多传奇故事,祖辈们的事迹在他幼小心灵刻上了深深的记忆。他 7 岁就正式授其叔父包玛沙传授祖传正骨术,14 岁独立行医,被传为"小神医"。

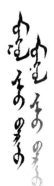

包金山于 1953 年 14 岁才入学,因他聪明,连续跳级,1959 年考入内蒙古师范学院,1963 年毕业回乡,在科左后旗欧里中学任教。由于他教学成绩突出,1965 年旗人民政府授予他"5·1 劳动奖章"。在"文化大革命"中,因为他出生在传统正骨世家,自己也教学之余给前来求治者治病,故被打成"牛鬼蛇神"和"内人党",关进牛棚。后他逃到辽宁省阜新市,在矿区医院躲避,在那里诊治骨伤病人。1969 年 12 月被平反,任欧里中学党支部书记兼校长。

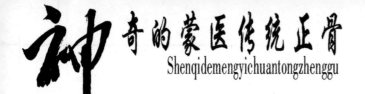

神奇的蒙医传统正骨
Shenqidemengyichuantongzhenggu

　　鹰选高山，马爱旷野。1973年3月，包金山由旗委组织部调任科左后旗人民医院骨科主任，开始了他大展宏图的正骨生涯。1976年参与筹建科左后旗蒙医正骨医院，先后任该院骨科主任（1976年5月至1978年末）、医院副院长（1987年1月至1999年9月）、党支部书记（1993年10月至1999年9月）等职。1999年9月退休，被聘为医院名誉院长。2001年5月应聘到赤峰市巴林右旗蒙医医院搞骨科，2004年12月应通辽职业学院附属医院聘请任名誉院长，并从事骨科工作。由于他实践经验扎实，著书立说成绩显著，应内蒙古民族医学院的聘请，任骨外科客座教授、名誉主任，并开设蒙医正骨课，任教三年（1980年至1983年）。

　　包金山前后行医50多年，治愈各类骨伤病人近二十万。由于声望高，全国各地都曾求治他。1976年6月，内蒙古医学院挖防空洞发生塌方，28名学生遭各种骨伤。包金山被指派去治疗，只有一名同学做了手术外，其余全部由他和他的同事以蒙医传统正骨手法治愈。8月，唐山大地震，他又被上级调遣前去，治愈了许多被现代医学判为不治之症的患者。1979年5月，他又被调遣到在徐州召开的全国摔跤比赛现场，治愈骨伤运动员四十余名。黑龙江运动员拉喜右肩关节脱位，他当场给正复，拉喜继续比赛，获得中国式摔跤70公斤级第四名。1984年6月，中央团校10名学员出事故受伤，正在参加全国科技论会的他立即前去救援，史学术讨让受

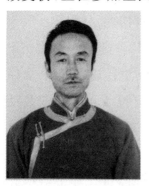 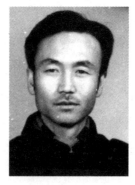

伤的每个学员半个月之内全部返回教室。

　　他多次参加在各地召开的全国性学术研讨会，向世人介绍蒙医正骨，让更多的人了解蒙医正骨。1983年，他参加在京

召开的第一届全国中医骨伤科研讨会并宣读论文,首次向外界推介蒙医正骨。1988年11月、1990年8月,他参加在广西南宁举办的"全国自然科学史研讨会"和在河南洛阳召开的"首届华人儿女传统正骨医学国际青年学术会"。1992年7月,参加"首届中国少数民族科技史国际学术研讨会",并在会上现场做正骨演示。1994年10月,参加在洛阳召开的"中国中医骨伤科国际学术研讨会",并发表了论文。2007年11月,内蒙古自治区卫生系统蒙医药学术交流团7人赴澳门进行学术交流,包金山以著名蒙医骨科专家、内蒙古科尔沁包氏正骨蒙医药研究所名誉董事长的身份参加交流团,并作专题学术报告,向澳门各界展示了蒙医正骨及蒙药的神奇。

20世纪90年代的第一个冬天,在与香港隔海相望的南国新城深圳汇集了世界几十个国家和地区、包括香港在内的中国二十几个省市区的近二百名医学界权威人士,举办了"首届中国中医骨伤科国际学术研讨会"。就在此次,来自北国草原的蒙古族正骨大夫包金山做现场演示,轰动了四川大厦主会场,轰动了特区深圳,在大鹏湾刮起了蒙医正骨雄风。他做的是为少女左侧肱骨髁上伸展型骨折复位表演。少女肱骨髁及前臂一齐向后移位,肘后上方形成凹陷。包金山叫其家属一手揣住伤肢肱骨颈部,另一手握患肢前臂上部向下牵拉,自己从其肘关节部托住喷酒,在少女冷不丁抽搐之际将把骨折部侧方移位以相推法整复,然后以双拇指按压肘关节部位,双手八指钩住骨折近端凸起部,以按压、钩拉综合法使骨折一次复位。从复位到外固定,只用了9分钟,在主席台的大荧光屏幕上立刻显示出少女肱骨髁完全整复的图像。

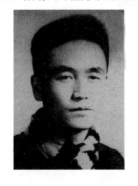

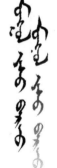

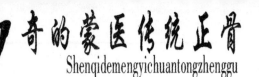
包金山始终不满足现状，多次到北京、天津、洛阳等地学习和深造。1986年，他前赴广西中医骨伤科研究所，在点穴气功正骨函授班培训一年，在理性认识上更上了一层。他边学习、边实践、边研究、边总结，先后发表论文和理论文章60余篇，其中，有16篇作品荣获"乌兰夫基金奖"铜奖、"华佗杯中华儿女传统医学"铜奖、"国际民族医药科技进步"三等奖、"蒙医药

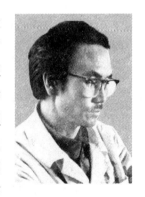

国际伊希巴拉朱尔"铜奖和"国际医药科技进步"一等奖。他先后出版8部著作，其中《祖传正骨》、《中国蒙医正骨学》、《中国医学百科全书·蒙医学》的"蒙医正骨学"部分及高等医药院校蒙医药教材《蒙医骨伤科学》（四部书均由内蒙古人民出版社出版）等，把古老的蒙古族民间正骨疗术提高到理论水平，率先敲开了蒙医正骨学科之大门。

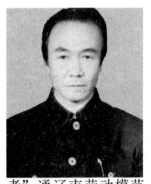

包金山是创建科左后旗蒙医正骨医院的发起者和主要创建人之一，他先后任蒙医骨科主任、副院长、党支部书记等职，为今天的通辽市蒙医正骨医院的规范、发展和强大做出了不可磨灭的贡献。他成绩卓著，芳盖群英，先后荣获"全区优秀共产党员"、"全国民族团结模范"和"全国卫生系统先进工作者"、通辽市劳动模范、内蒙古自治区优秀科技工作者等殊荣，成为享受国务院特殊津贴的优秀专家，也是全区蒙医骨科的第一位主任医师。他是内蒙古自治区第八届、全国第九届人民代表大会代表，曾受到江泽民、李鹏、朱镕基、温家宝等党和国家领导人的亲切接见，原全国人民代表大会常务委员会副委员长布赫、原内蒙古自治区人大常委会主任巴图巴根以及中国中医研究院骨伤研究所所长尚天裕等专家为他题词，赞扬他对蒙医骨科的贡献。

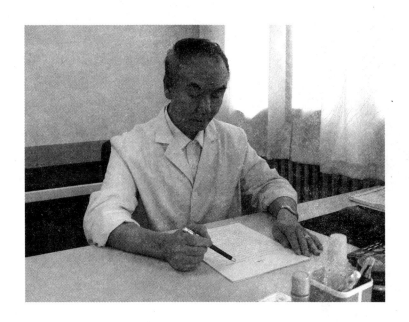

　　"老圃秋色淡,黄花晚节香"。包金山现已退休,但还担任着不少社会职务,继续发挥着余热。他现为蒙医病症诊断疗效标准审定委员会专家、内蒙古民族大学蒙医药研究中心兼职研究员、中国医学百科全书蒙医分卷编委、高等院校蒙医药通编教材编委,被自治区列入非物质文化遗产(蒙医正骨)传承人。2008年5月,被内蒙古民族大学聘为硕士生导师,是我区名老蒙医。

　　包金山又有新书《中国蒙医正骨学》(63万字)和《包金山蒙医正骨医案》(30万字),分别由内蒙古教育出版社和内蒙古科学技术出版社出版。

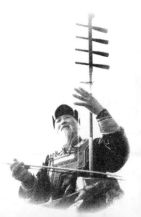

神奇的蒙医传统正骨

Shenqidemengyichuantongzhenggu

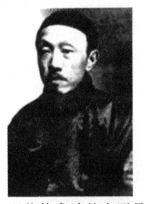

阿古拉

阿古拉是包氏正骨第三代传人包边都的长子,1915 年生,1958 年去世于金宝屯公社新艾理村。

阿古拉从其父亲那里继承正骨医术。因家庭成分是地主,成为被管制对象,行医受到限制。但因他医术高超,闻名遐迩,所以找他求治的人还是络绎不绝。

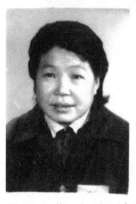

六月

六月,1937 年生于今科左后旗吉尔嘎朗镇哈布吐盖屯娜仁·阿柏的后裔包边都之家。六月从小就受到其父正骨技艺的熏陶,虽然 10 岁失去了父亲,但父亲教给她的有些正骨要令始终在她脑海里。因当时草原缺医少药,交通不便,认为世家后裔,肯定有其祖辈的影响,所以附近骨伤患者往往都前来求她诊治。六月实在推辞不了,只好试试看,就这样,她的传统正骨术日臻成熟起来,在 17 岁时正式走上民间传统正骨道路。

六月 18 岁嫁到今吉尔嘎朗镇乌苏艾里一庄户人家。她在 20 世纪 60 年代初在本屯大队设立的医务室行医正骨,于 1972 年被调至吉尔嘎朗公社医院当医生。1973 年 3 月,经严格考试被旗人民医院录用,正式成为国家白衣天使,成为医院蒙医骨科的骨干力量。后在建立科左后旗蒙医骨科医院时她与旗人民医院蒙医骨科的一班人一起转到新建医院,1987 年晋升为主治医师。她先后带出小白音宝力高、韩来杰(回族)、额布日勒图、儿子陶乐等徒弟,为蒙医正骨事业的发展做出了应有的贡献。

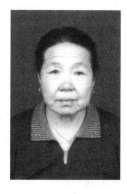

　　她工作认真,不怕苦不怕累,总是忘我的工作。因她声望高,找她诊治的患者天天爆满,往往排成一长队。她忍受着腰酸腿痛、两臂发麻,总是满足求治者的要求。正骨复位是耗力气、伤元气的差事。超负荷的工作有时使她实在难以忍受,曾在整治过程中昏倒过。因疲劳过度,她手腕上起了个大筋包,做手术才得以恢复。

　　1976年,她与同事应指派去呼和浩特治疗因塌方受伤的学生,除只有一名学生做了手术外,其余27名学生都以蒙医正骨疗法治愈。

　　她精益求精,不断探索,为蒙医正骨的进一步完善和提高做出了自己的贡献。小儿肱骨髁上骨折是儿童常见的骨折病类之一。骨折多发生在4～13岁的小儿,局部解剖复杂,易合并血管及神经损伤,若治疗不当,易引起许多后遗症,如肘内翻、缺血性肌挛缩、肘关节畸形、肘关节僵直等。六月与她儿子陶乐,1997年5月至1999年8月收治62例病人,以蒙医正骨手法复位、喷酒按摩、小夹板固定、功能锻炼四步法进行治疗,取得很好的效果。在随访的59例患者无一例明显畸形愈合及肘骨翻,全部达到骨性愈合。

　　每个人都有自己不同的起点,但最终都与暮年相伴。1996年六月59岁,虽然医院还需要她,但为年轻人创造更多的条件,她还是腾出了主治医师的位置,光荣退休。她是科左后旗第一、第四届政协委员,哲里木盟第六、第七、第八届政协委员。论文有"股骨粗隆间病理骨折11例报告"、"运用蒙医正骨术结合蒙医药治疗小儿肱骨上骨折"等,分别发表于《中国临床医学理论研究》和《中国现代医学》杂志。

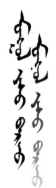

五、科尔沁包氏正骨第五代传人

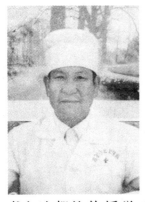

额尔敦陶吐格

额尔敦陶吐格,是包氏正骨第四代传人阿古拉的长子,生于 1945 年 8 月 29 日。3岁时因病失去语言功能,虽上不了学,但幼小的他勤奋好学,见知者就请教,掌握了常用汉字,以此与人交流。他 13 岁接受其爷爷包边都的传授学正骨,1967 年开始在生产大队卫生所行医。1968 年被吉尔嘎郎公社卫生院录用,翌年转正。他正骨技术独到,对人体各部位的横段骨折、斜型骨折、粉碎性骨折 7～21 天就能治愈。1992 年初被盟民政局请来在盟复员退伍军人精神病医院工作,1999 年 7 月晋升为副主任医师。2006 年退休在家休养,职称

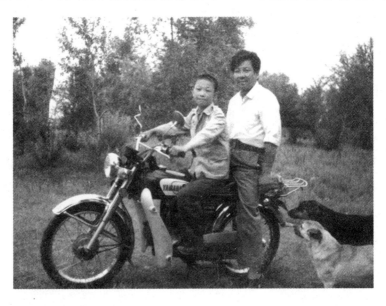

为副主任医师。现虽已退休，但还在带他子女们继续搞正骨事业。

额尔敦陶吐格深受人们的爱戴，1998年他光荣参加内蒙古政协第八次会议，1993、1998年出席中国残联第二次、第三次全国代表大会，1998年当选为全国政协第九次会议代表。他曾任内蒙古

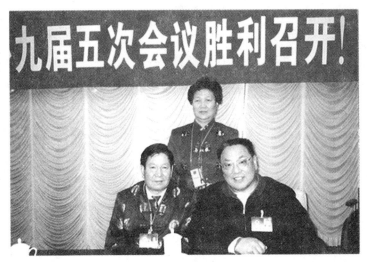

在参加全国残联代表大会期间

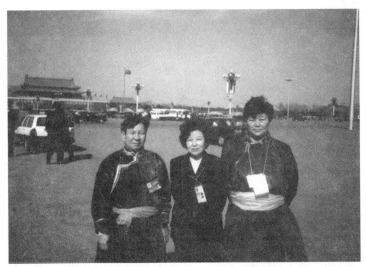

在参加全国政协代表大会期间

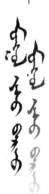

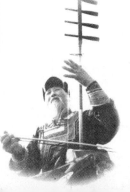

163

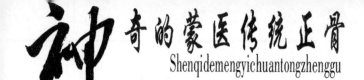

自治区残疾人联合会副主席、聋哑人协会主席，被编入《中国医学百科全书·蒙医分卷》。

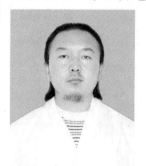

包占宏

包占宏生于 1971 年 1 月 26 日，是娜仁·阿柏创始的科尔沁包氏蒙医正骨第五代传人。他从小对其父亲包金山的正骨医术特别感兴趣，稍大后就成为他得力的帮手。

他于 1991 年通辽卫校毕业后在科左后旗蒙医正骨医院蒙医骨科当学徒医生。1996 年考入包头医学院学习，后又在光明函授大学中医专业、上海中医学院按摩专业深造。2004 年 12 月至 2007 年 7 月在通辽职业学院附属医院骨科任主任。2007 年 7 月调至通辽市蒙医正骨医院任副院长，于 2007 年晋升为副主任医师。

他敢于挑战，敢于打破常规，在继承中求发展，创造性地诊治不少疑难骨伤症。

2002年7月，从锡林浩特市来了一位右胫腓骨折、髌骨粉碎、

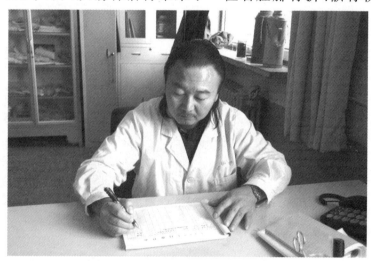

尺骨鹰嘴骨折、右股骨干粉碎性骨折和左踝关节及跖骨折等六处受伤的患者。患者叫郝××,19 岁,张家口人,几个大医院都说他必须在至少三个部位做手术,用钢板固定,三年后再做手术把钢板取出来。还说,既使这么处理,也不敢保证完全治愈,致残的可能性极大。包占宏接受了他,以采取第一步治尺骨,第二步治胫腓骨,第三步治股骨骨折,最后才治髌骨骨折的四步走办法,竟把这六部位骨伤的小伙子 42 天内治愈,功能全部恢复出院,患者仅花2400 多元的费用。

髌骨脱位不好复位,推过去了又马上弹回来。包占宏采用从髌骨下端穿出一条克氏针,把针两端向上拉着把髌骨复位,然后固定克氏针来固定髌骨的办法,效果很好。人的髋关节脱位、肘关节脱位,按常规都以足蹬、膝顶或牵拉情况下用问号形式扭转大腿或前臂来复位。包占宏创造出单人相推法,复位更简便,既不费力,又减轻了患者痛苦。

2005 年 5 月,二连浩特患者××右腿股骨骨折、胯关节脱位,来求包占宏治疗。包占宏考虑到患者是股骨头骨折合并脱位,已是陈旧性(来院时已 9 天),患肢始终是内收,内旋屈曲畸形,有可能已有初期骨痂形成,所以不能用老办法复位。他将布带绕过伤肢内收肌部,叫两助手向外上方固定住布带,另两助手固定住患肢踝部,以 45 角度对抗牵拉,他在股骨大粗隆自臀部向后突起,也就是在髂前上棘与坐骨大节结连线处凸点上推按,整复便成功。

他在跟骨骨折脱位、胸椎滑脱等症的整治上都创造了崭新的治疗方法,有的减轻了患者疼痛,有的解决了不易整复的难题。

穴位按摩不是蒙医正骨科的发明,也不是包占宏的专利。但是,把穴位按摩用到正骨治疗上,是包占宏的开创。为了弘扬科尔沁祖传蒙医正骨术,他运用西医现代科学理论,在祖传正骨术中引进先进技术方面做出了自己的贡献。他先后撰写"蒙医整复肘关节后脱位的方法——相推法"、"蒙医治疗锁骨骨折的方法"、"蒙医正脑术"、"蒙医正骨治疗小儿肱骨髁上骨折 400 例"、"蒙古族喷酒正骨法的由来及其奥秘"等十多篇理论文章,分别发表于《中医正骨》、《中草药民间疗法杂志》、《蒙医药杂志》和《中国中医骨伤科》等国家级专业刊物上。其中"包氏祖传蒙医正骨"获首届国际民族医药科学技术一等奖,《蒙医磁疗药物夹板》获中国中医药最新研创一等奖,"蒙医正骨治疗小儿肱骨髁上骨折——400 例"获蒙医药国际伊希巴拉朱尔铜奖。

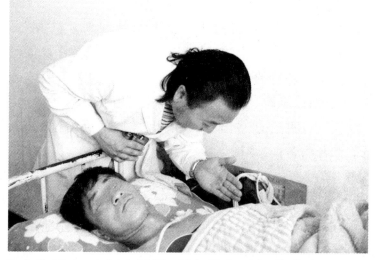

包占宏于 1998 年出版了《科尔沁包氏祖传蒙医正骨按摩术》一书,他在这部著作里详细地阐述了在整复骨伤中运用按摩的原理,详细论述了蒙医正骨按摩中常用穴位、常用穴位的位置取法及其作用,详细表述了蒙医正骨按摩的推、拿、按、摩、滚、擦、摇、扳、拉、振、击、理等十二类三十一种法。

由于包占宏勤奋好学,勇于攀登高峰,取得了可喜的成绩,1999 年获得科尔沁左翼后旗"青年岗位能手"称号。2010 年获通辽市"五一劳动奖章"。

包占宏继承祖志,发扬光大,成绩卓著。但他不满足所取得的成绩和已有的医疗技术,还读研究生,正在继续深造。

六、科尔沁包氏正骨第六代传人

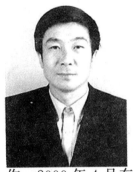

包青松

包青松于 1971 年出生在科尔沁左翼后旗浩坦公社哈布图盖大队包氏蒙医正骨世家额尔敦陶吐格家。1994 年毕业于内蒙古蒙医学院蒙医系,1994～2000 年在哲里木盟复退军人医院骨科跟随其父亲从事正骨工作。2000 年 4 月东渡日本,在日本仙台东北大学医学系研究科就读博士,于 2007 年毕业回国。现在在其父亲创办的通辽市包氏蒙医正骨医院从医,同时在北京、辽宁省阜新等地开办蒙医正骨门诊。

包青松勤奋好学,不断进取,先后发表论文十余篇,创造性地运用微创技术——非手术治疗四肢骨折、微创介入治疗股骨头坏死,取得了可喜的成果。

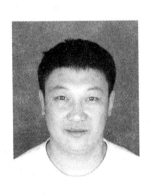

包满达

包满达 1979 年 3 月出生于科尔沁左翼后旗吉尔嘎郎公社包氏蒙医正骨世家。1998 年高中毕业后跟随其父额尔敦陶克套学习蒙医传统正骨。1999 年 9 月至 2002 年 7 月,在内蒙古民族大学脱产学习,修完本科教学全部课程。又在日本北海岛北见市大学学习商业后改学体育。他是出色的摔跤手,曾多次获得中国式和国际式摔跤大奖。2004 年开始在内蒙古民族大学医学院骨伤科函授班学习两年,这期间始终跟随其父参与正骨。

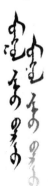

包满达于 2008 年取得蒙医职业医师资格，现在在其父创办的包氏正骨医院从事蒙医传统正骨。

包继业

包继业出生在科尔沁包氏蒙医正骨世家。他父亲宝音陶吐格曾在科尔沁左翼后旗蒙医正骨医院的建院初期从事传统正骨。包继业作为蒙医正骨后裔，深受民族传统文化熏陶，入科左后旗蒙医正骨医院当传统正骨学徒，走上了正骨道路。他于 2003 年至 2007

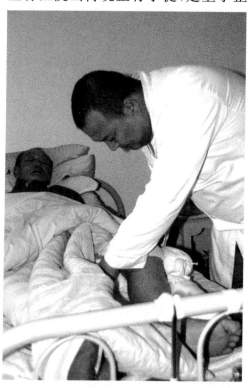

年在内蒙古民族大学成人教育学院学习大专西医临床，从 2007 年开始在内蒙古红十字会孛儿只斤氏蒙医正骨医院工作，从事传统正骨。

娜仁·阿柏传承的科尔沁包氏蒙医正骨，犹如蓬松的大树，枝叶繁茂，根须错综。除上述传承人以外，还有很多子孙都继承了其先人的正骨技术，在通辽市各地，乃至海拉尔、满洲里、锡林郭勒盟及阜新等地从事正骨。不过，他（她）们或没有职业医师证，或不在正规医疗单位，所以在这里不便做一一介绍。

第五章

早期蒙医正骨医人

ZAOQIMENGYI

ZHENGGUYIREN

早期民间传统正骨名医

医院早期传统正骨名医

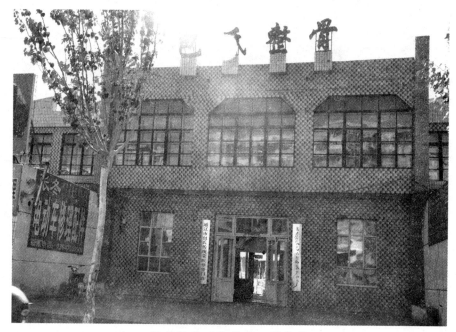

额尔敦陶吐格蒙医正骨诊所

被后人称之为"迷信"的一些民俗知识所蕴含的科学成分实际上往往是早期科学萌芽的母胎。科学知识最初总是孕育于民俗知识的母胎中。

在以前,蒙医正骨医生都是民间游医。他(她)们没有医院、诊所,就把自家当作诊所、病房,更多的是马背行医,不分黑天半夜,风里来雨里去,把健康送给千家万户。在大草原有很多局限,他(她)们传承祖先创造的各种土办法,因地制宜,就地取材,去解决骨伤中的各种问题。《中国医学史》记载:"《蒙古秘史》等文献载有用烧红的烙铁治流血伤口,用蒸气热罨的活血方法治疗内伤,用牛羊瘤胃内反刍物作热罨疗法,用热血浸疗治好箭伤等等,后来这些治疗经验在实践中发展成蒙医的各种外伤治疗术。"这些土办法有一定的道理,在那缺医少药的情况下确实起到了积极的

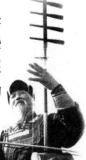

171

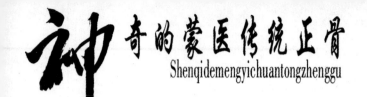
神奇的蒙医传统正骨
Shenqidemengyichuantongzhenggu

作用。即使现在,在偏僻的农村,有些少数"黑医"还在用以上办法作补助疗法。笔者亲眼看到有一民间正骨老太婆(黑医)接诊陈旧性股骨骨折。她准备重新拉开没对位的断骨,用土办法进行热罨断段。其方法是:先把小米(约三四斤)用白酒泡涨,然后在黄油里炒。把热乎乎的米摊开,上边放一层泡湿的烟叶,再在烟叶上喷白酒,然后就趁热包骨折处。说这样做,会把已形成的骨痂熏软,以便把没对准的断骨重新拉开。

说早期蒙医正骨人,包括民间传统正骨名医和医院早期传统正骨名医两种。

一、民间早期传统正骨名医

除了包氏家族的正骨传承人之外,还有 20 世纪 80 年代以前活跃于民间的正骨名医,他(她)们对蒙医正骨的承上启下起了重要的作用。

1. 哈日敖梅

哈日敖海生于 1883 年,1944 年去世。祖籍辽宁省阜新县,其父叫松来扎布,当过梅林(地方小官)。因生活所迫,他背井离乡,来到达尔罕旗(今科左中旗)贝子浩饶(后划归科左后旗改叫毛道吐努图克)。他们搬到这里后不久生活富裕起来了。哈日敖海常常赶着马车去郑家屯赶集,后死于郑家屯,死因说法不一。

蒙古人习惯以动物名字取名,哈日敖海,译为"黑狗"。传说他从包氏正骨传人包玛尼那里学到传统正骨术,行医解忧。他医术高超,声贯万家,传统正骨术在他身上达到鼎盛,"黑狗大夫"这个叫法一时成为所有正骨大夫的代名词,老百姓凡传统正骨医人都叫成"黑狗大夫"。哈日敖海是著名的民间正骨医人,是他创立了蒙古族正骨哈日敖海支系,为后人留下了珍贵的文化遗产。

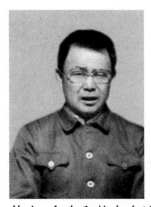

2. 舍力和扎布

舍力和扎布又名何太平，1928年出生在科左后旗今浩坦苏木五家子嘎查何氏农民家，祖籍辽宁省阜新县。舍力和扎布五岁丧母，随父投奔哈布吐盖屯外婆家生活，在那里长大。其舅舅包边都是包氏正骨第三代传人，舍力和扎布在这正骨世家的环境中耳濡目染，爱上了正骨医术，十岁开始学传统正骨疗法和针灸术，又接受外婆教给的治疗妇女子宫脱垂症医术，二十岁开始独立行医于科左后旗西部地区和库伦旗东部地区。20世纪五十年代末，被打成"牛鬼蛇神"而受管制，1974年参加科左后旗正骨医人学习班，被安排到乌苏公社医院行医。他正骨医术娴熟，名噪周围几个旗县，影响很大。他的传统正骨术被其后代传承，形成了蒙古族正骨舍力和扎布支系。

舍力和扎布有一个用车轴制成的铁榔头，这是他的"武器"。他治陈久性肩关节脱位时，把患者用布带从其胳肢窝吊起来，然后在脱位的肩关节上垫厚布，用那铁榔头使劲打，把已长肉的关节重新撑开，然后才以手法复位。见没对位的陈久

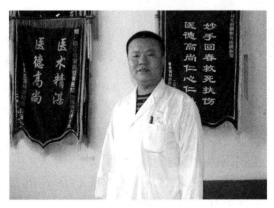

舍力和扎布的后裔何龙大夫

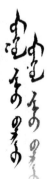

性骨折，在其断处放新毛巾，浇上白酒，用手拍打直到伤肢麻木了，用他那铁榔头去砸，把断骨撑开后重新复位。

舍力和扎布本身是个来青（蒙古萨满的一个类别），他所使用

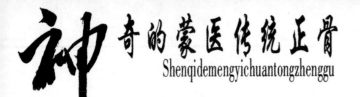

过的法器——翁古得、钹等今还在他后裔手里保存。

舍力和扎布于 1987 年因肺气肿病加重而去世,卒年 59 岁。

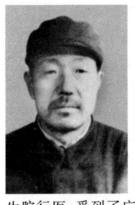

3. 毕力棍

毕力棍,1932 年出生在科左后旗浩坦苏木哈布吐盖村著名传统正骨医人包努娜家。他从小就受其母亲的熏陶,掌握了正骨医术,后开始独立行医。1974 年 4 月,他顺利通过科左后旗卫生局等六家联合主办的正骨医人学习班的考试,被安排于浩坦公社卫生院行医,受到了广大患者的欢迎。

毕力棍于 1989 年 8 月去世,享年 57 岁。

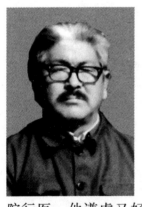

4. 官布

官布,科左后旗阿都沁苏木人。1965 年随从著名传统正骨医人包玛沙学习正骨,掌握了一手本领。他顺利通过于 1974 年 4 月科左后旗卫生局等 6 家联合主办的正骨医人学习班的考试,被安排到阿都沁公社卫生院行医。他谦虚又好学,在行医期间三次去旗医院向包金山学习正骨手法及解剖知识。他正骨熟练、麻利,对治疗肩关节脱位尤为独特。

官布去世于 1987 年,享年 63 岁。

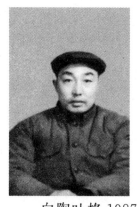

5. 白陶吐格

白陶吐格出生于科左后旗哈布吐盖村民间正骨名医包努娜家。他从小跟随其母学正骨,在 1974 年旗举办的正骨医人整顿学习班考试合格,留在旗人民医院当传统骨科医生,不久调离去锡林郭勒盟行医。

白陶吐格 1987 年 10 月去世于锡林郭勒盟,享年 42 岁。

二、医院早期传统正骨名医

在 20 世纪 80 年代以前从社会上招录的国营医院蒙医正骨医人里除以上已经介绍的包金山、六月、额尔敦陶吐格等包氏家族人以外,还有朝贵扎拉森、陶吐木勒、包哈木、白音宝力高、何双山等医生。

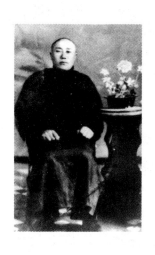

1. 朝贵扎拉森

朝贵扎拉森 1918 年出生于科左后旗茂道吐苏木贝子浩饶嘎查著名正骨医人"黑狗大夫"家里。他从小传承其父亲哈日敖海的正骨疗法,在民间行医,也被人们叫成"黑狗大夫",名闻四方。由于他正骨医术娴熟,名气甚大,20 世纪 60 年代由上级领导批准,解除管制,在科左后旗人民医院录用,创建内蒙古国营医院有史以来的第一个蒙医正骨科门诊,开创了蒙古族传统正骨发展的新纪元。

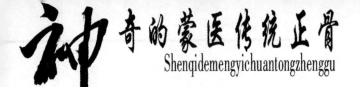

朝贵扎拉森是蒙医正骨名人,他为蒙古族传统正骨术的传承和发扬光大,为蒙医正骨术向正规化发展立下了不可磨灭的功绩。

朝贵扎拉森于 1965 年患脑溢血,47 岁溘然长逝,结束了平淡而充实的一生。哲人说:"人的生命有长度,但没有宽度。"在有限的生命长度里最大限度地拓宽生命的宽度,这才是人生价值。朝贵扎拉森虽活了 47 年,但他一生所挚爱深深的传统正骨事业,是他不朽的灵魂。

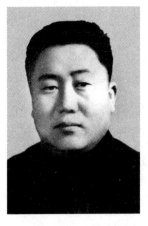

2. 陶吐木勒

陶吐木勒 1943 年出生于科左后旗贝子浩饶嘎查(今科左后旗毛道吐)著名蒙医正骨大夫、哈日敖海正骨系第二代传人朝贵扎拉森之家。他身材魁梧,身高 1.90 米,进出屋都得弯下腰。爱好打猎、捕鱼,爱交朋友。他从小受到其父亲的传授,掌握了传统正骨的要领,时常帮助其父亲,参与诊治骨伤骨折实践。因为他有传统正骨术的基础,在 1962 年被后旗人民医院录用,成为一名蒙医骨科大夫。

他从走进医院的那天起,尤其他父亲朝贵扎拉森去世后,直至 1973 年骨科扩大而成为独立科室,主要支撑人民医院的骨科门诊,为蒙医骨科的发展立下不可磨灭的功绩,为后来建立蒙医骨科专科医院奠定了坚实的基础。他即是蒙医骨科专病医院的奠基人,又是蒙医骨科专科医院的元老。他曾被特邀参加哲里木盟自然科学代表大会,也被选为科左后旗、哲里木盟人民政治协商会议代表。

陶吐木勒于 1979 年任科左后旗蒙医正骨医院蒙医骨科主任,

1980 年晋升主治医师，于 1981 年 6 月 30 日因病在哲里木盟医院去世，享年 38 岁。

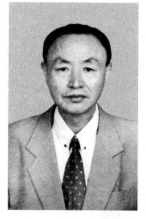

3. 包哈木

包哈木 1947 年 6 月 4 日出生于科左后旗敖古斯台努图克敖古斯台村。1964 年入甘旗卡卫生学校学习两年，1972 年 11 月在旗人民医院进修，后被蒙医骨科录用当学徒医生。起初跟随陶吐木勒、六月学习，后主要跟随包金山学习。他是蒙古族传统正骨走进医学殿堂后的第一位学徒医生。他于 1997 年晋升为主治医师，先后任蒙医骨科副主任、主任，2008 年 9 月光荣退休。

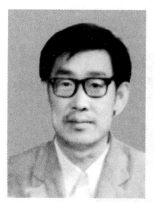

4. 白音宝力高

白音宝力高 1945 年出生于科左后旗欧里努图克巴雅尔嘎查马如德包氏农民桑都荣家。从金宝屯中学毕业后被科左后旗人民医院录用，在蒙医骨科跟随其舅——著名传统正骨医人陶吐木勒学医。白音宝力高医术高超，1981 年被评为全盟卫生系统优秀医务人员，曾获得哲里木盟科技成果奖，晋级为主治医师。先后任蒙医骨科副主任、主任，于 1989 年 2 月 9 日病故。

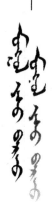

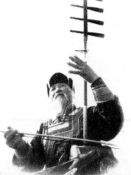

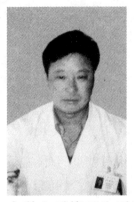

5. 何双山

何双山于 1958 年 12 月 1 日出生在科左后旗原浩坦公社浩坦大队传统正骨名医舍力和扎布家。1977 年至 1980 年，在乌苏公社中心卫生院蒙医骨科入徒，1980 年 5 月被科左后旗蒙医正骨医院蒙医骨科录用。曾在科左后旗卫生干校西医基础学习班学习，1997 年 7 月晋升为主治医师，1993 年 3 月任蒙医骨科主任，2003 年 7 月病故。

他是通辽市第一届政协委员，"关于蒙医传统接骨法的探讨"和"浅谈蒙医学对人体的概念"两篇论文收录于民族出版社出版的《蒙医药科学研究论文选》一书，并被评为一等奖。

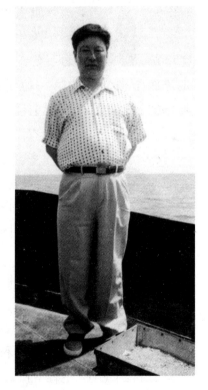

第六章

蒙医正骨代表性传承人

MENGYIZHENGGUDAI

BIAOXINGCHUANCHENGREN

神奇的蒙医传统正骨
Shenqidemengyichuantongzhenggu

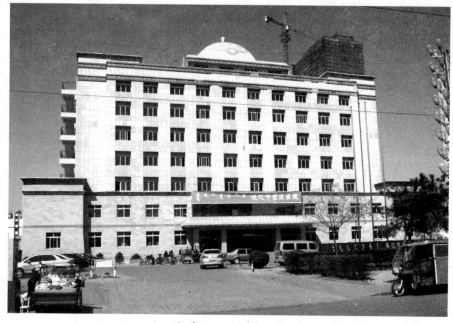

通辽市蒙医医院蒙医正骨科

> 一个民族、一个地区，要在自己特有的优秀文化遗产上做文章，就容易造就特色产品、优秀产品，这就是"越是民族的，越是全人类的"道理所在。

宇宙之大无所不包含。佛学云：纵贯环球寰宇，没有一个超脱轮回和变化的。轮回和变化是普遍的，又是永恒的。在这普遍的、永恒的轮回和变化中，有些东西消失，有些东西淘汰。而哪个东西仍然保留，仍然生存，那它必然有它保留和生存的道理。蒙医正骨源于自然、源于民间而生发于"天人合一"自然现象。在千百年的历史长流中，它不但没被淘汰，反而不断发扬光大，因为它是蒙古族在自己特有的生态环境、生活习俗、文化历史背景下，特有的思维对骨伤发生与愈合现象的长期观察与积累的生命探索结晶。

蒙医正骨，它既是蒙古民族

的，又是全中华民族的；既是科尔沁人民的，又是全人类的文化财宝。充分认识文化的多样性，发扬光大各地区、各民族的特色文化，实质上就是保护人类共同财富，保护我们子孙后代的利益。

改革开放以后，优秀传统文化重新得到认可，人们越来越重视起优秀传统文化的传承和发扬。近几年内，从地方到中央，几次公布非物质文化遗产名录和非物质文化遗产代表性传承人物名录。蒙古族蒙医正骨不仅被列入内蒙古自治区第一批非物质文化遗产名录，而且包金山、胡达来和鲍荣等三位大夫也先后被列入自治区非物质文化遗产蒙医正骨代表性传承人物名录。

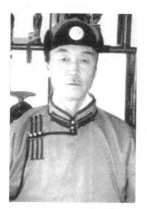

1. 包金山

包金山是自治区第一批被列入非物质文化遗产——蒙医正骨代表性传承人名录的人。他出生于 1939 年，1959 年考入内蒙古师范学院，1963 年毕业回乡，从事教育工作。

1973 年 3 月改行，调入科左后旗人民医院，创办骨科，开始了他大展宏图的正骨生涯。

1976 年历史上第一所蒙医正骨专科医院宣告诞生，包金山在该院先后任传统正骨科主任、副院长、党支部书记等职，于 1999 年 9 月退休。

包金山勤奋好学，著书立说，先后出版《祖传正骨》、《中国蒙医正骨学》等 9 部书。最新出版的《中国蒙医正骨学》是他行医五十多年和理论研究的结晶。

包金山是自治区第八届、全国第九届人民代表大会代表，全国卫生系统先进工作者，自治区"五一劳动奖章"获得者，享受国务院特殊津贴的优秀专家，全区蒙医骨科第一位主任医师。2008 年被聘为内蒙古民族大学硕士生导师。

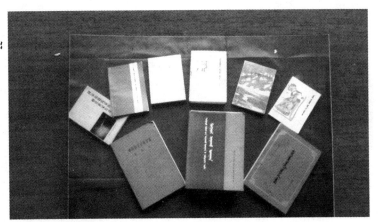

包金山出
版的部分
正骨书

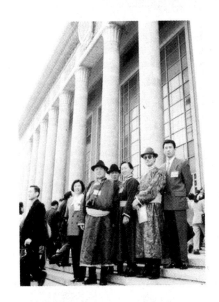

在参加全国人大会议期间

　　包金山于 2008 年被列入自治区第一批非物质文化遗产——
蒙医传统正骨代表性传承人名录。

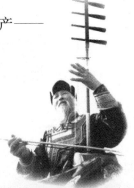

神奇的蒙医传统正骨

Shenqidemengyichuantongzhenggu

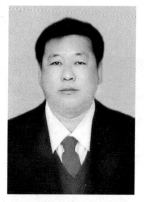

2. 胡达来

胡达来于 2008 年被列入自治区第一批非物质文化遗产——蒙医正骨代表性传承人名录。

他 1963 年 8 月出生在科左后旗巴彦茫哈公社一个普通农民家里。

胡达来 1982 年考上内蒙古民族大学蒙医专业。本科五年毕业后，来到科左后旗蒙医正骨医院，开始了他蒙医正骨职业生涯。1988 年，由单位选派到北京积水潭医院创伤骨科进修学习一年。

转眼二十年飞逝而去，当年的热血青年已是人到中年，业务上也有了质的提高。他在老师传授的祖传正骨疗法基础上，以人体平衡与人体立点平衡力为原理，研究总结出了一套三维立体复原

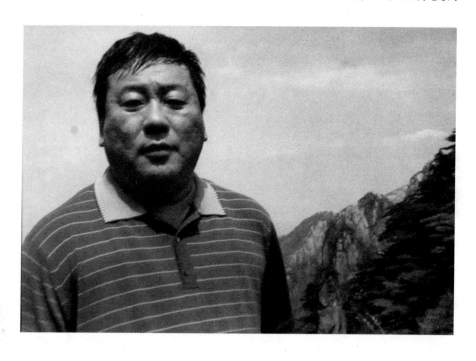

无痛正骨治疗法,不但达到了治而不痛的目的,而且使传统蒙医正骨术有更进一步的突破与发展。

1998年5月,一场车祸使辽宁省抚顺市某公司经理张某第1~3节脊椎骨脱位,第5节脊椎骨压缩性骨折,且脊椎大面积损伤。张某所在市某家医院医生告诉他:"最好的办法是做手术,但也保证不了不瘫痪"。一次偶然的机会,他听说内蒙古通辽市科左后旗甘旗卡镇有一家专科蒙医正骨医院,一家人便抱着最后一线希望来到了蒙医正骨医院。当班的胡达来仔细查看病情后便有了七成把握。他先用白酒按摩的手法使患者多处骨折部位复位,打上了护腰,接着给他服用了医院自制的特效蒙药。1小时40分钟后,胡达来就让患者试着走走,结果张某奇迹般地站起来,并歪歪扭扭地走了几步,在场的人无不称奇。28天的治疗,张某最终健步走出医院。

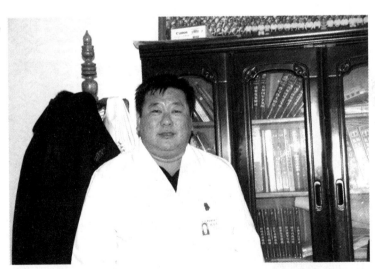

胡达来在医术上勇于探索,积极进取。他撰写的论文"蒙医喷酒治疗对骨折病人的心理作用"获第四届传统医学论谈大会国际优秀成果奖,被收录在中国内蒙古—俄罗斯布里亚特医学国际学术会议论文专辑;论文"蒙医正骨术的优点之分析研究"获内蒙古自治区第四届自然科学学术年会三等奖。他先后出席祖国医学

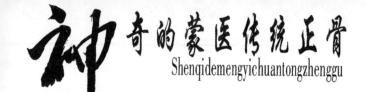
创新与发展专家会议国际蒙医药研讨会和世界杰出人士座谈会，宣读论文"外用蒙药那仁—4号治疗肛周疾病研究"，在医学界产生了很大的反响，并通过科技成果专家评审鉴定，得以登记。他率先将创伤骨科技术在通辽市骨科界推广应用，填补了通辽市颈椎前路减压植骨融合术、胸腰椎骨折椎弓根固定术等多项手术空白。

他先后任科左后旗蒙医正骨医院正骨科副主任、主任，2004年7月任副院长，2007年1月提任为院党支部书记兼院长。2006年被选为旗第八届党代会代表，2009年荣获自治区"五一劳动奖章"，又获"全国基层优秀中医"荣誉称号，2010年获自治区劳动模范称号。他是内蒙古自治区第一批非物质文化遗产名录《科尔沁正骨术》项目代表性传承人。论文"蒙医正骨术的优点之分析研究"获得了内蒙古自治区第四届自然科学年会三等奖。2009年晋升为主任医师。

3. 鲍荣

鲍荣于2010年被列入自治区第二批非物质文化遗产——蒙医正骨代表性传承人名录。

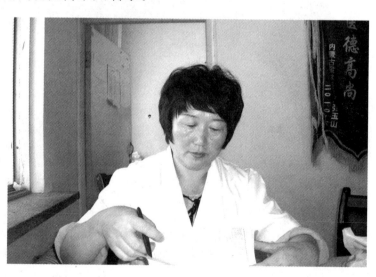

鲍荣,是科尔沁蒙医正骨名医哈日敖海的后裔,于1965年11月出生于甘旗卡镇。他父亲是科尔沁左翼后旗蒙医正骨医院(今通辽市蒙医正骨医院)的奠基者陶吐木勒。她从小受到家族环境的影响,爱上传统正骨这个事业,于1981年12月成为科左后旗蒙医正骨医院的一名职工。他在本院跟随前辈和名医,学习蒙医传统正骨,同时先后在哲里木盟卫生学校、内蒙古蒙医学院及吉林医学院学习深造。她于2010年晋升为骨科主治医师,同年被列入内蒙古自治区第二批非物质文化遗产——蒙医正骨代表性传承人名录。

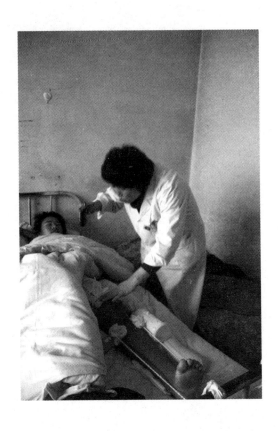

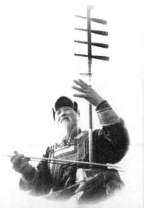

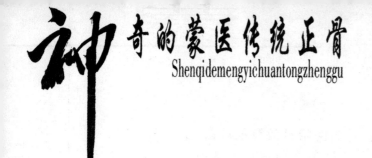

第七章

蒙医正骨专科医务部门及传统正骨名医

MENGYIZHENGGUZHUANKEYIWUBUMEN

JICHUANTONGZHENGGUMINGYI

第一所蒙医正骨医院——通辽市
蒙医正骨医院

最有技术势力的内蒙古民族大学
附属医院蒙医正骨科

最有活力的内蒙古红十字会孛儿只斤
蒙医正骨医院

额尔敦陶吐格蒙医正骨诊所

通辽市蒙医医院蒙医正骨科

甘旗卡镇医院海英骨科专家门诊

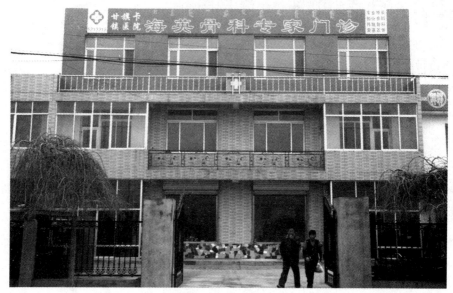

甘旗卡镇医院海英骨科专家门诊

由于蒙医正骨中蕴含着很多科学要素，所以具有很强的生命力，即使是在现代科学的冲击下，他仍然占有很大市场，这充分说明了它存在的合理性。

蒙医正骨术形成已有几千年，娜仁·阿柏在科尔沁传承也有了二百多年。在这悠悠漫长的岁月里，它不断提高，不断得以完善，到今天已发展成为人类医学宝库中的一门学科。但是，说它实质性地发展，还是从 20 世纪 70 年代初开始的。尤其是改革开放的东风，给蒙医传统正骨的全面提升带来了新的生机，使蒙医传统正骨有了飞跃发展。众多的闲散游医被组织起来，使他（她）们有了社会地位；建立了专门传统正骨医务室、卫生所和医院等层次不同的医务场所，为蒙医传统正骨医人创造了自由展示才艺的平台；培养新生代的蒙医传统正骨医人，为蒙医传统正骨队伍不断注入新鲜血液。

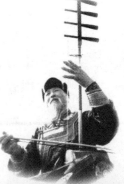

神奇的蒙医传统正骨
Shenqidemengyichuantongzhenggu

一、第一所蒙医正骨医院——通辽市蒙医正骨医院

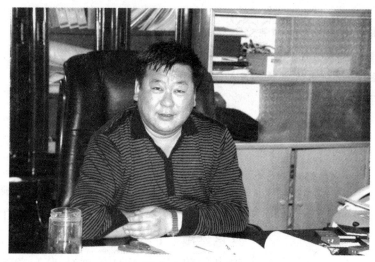

医院院长胡达来

　　通辽市科左后旗地处内蒙古自治区东部,通辽市蒙医正骨医院就坐落在美丽的新型草原小镇——科左后旗甘旗卡镇。

　　医院始建于 1976 年,是内蒙古自治区首家以蒙医药理论为基础,以蒙医传统正骨为主的具有显著民族特色的蒙医正骨医院。经 30 多年的励精图治,现已发展成环境优美,技术力量雄厚,集医疗、康复、科研、教学、基地、制剂为一体的初具规模的现代化蒙医正骨医院,是内蒙古民族大学的蒙医骨伤科学研究基地。

　　医院占地面积 13200 平方米,建筑面积 4654 平方米。在岗职工 129 人,其中卫生技术人员 100 人,副高级技术职称以上人员 13 人,中级技术职称人员 29 人,自治区名蒙医 2 人,市级名蒙医 1 人,市级名医 2 人,自治区非物质文化(蒙医传统正骨)遗产传承人 3 人。开放床位 100 张,两个疗区,设有 12 个临床专业科室,1 个市级重点学科,1 个市级名科,1 个制剂室。拥有东软飞利浦 16 排螺旋 CT 扫描机、直接数字化 X 射线机(DR)、计算机 X 线成像系

统（CR）、C型臂X射线机、彩超（CFT－9501型影像处理系统）、MIC－1型十二导联心电图采集系统、全自动生化分析仪、血流分析仪、红外线乳腺诊断仪、呼吸机、麻醉机等诊疗设备。

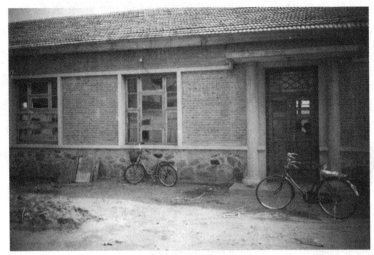

建院初期的老房舍

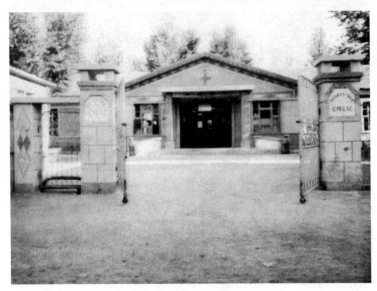

建院初期的老房舍

蒙医骨伤科是医院支柱科室之一，是市级重点学科，驰名区内外,每年接受来自吉林、辽宁、黑龙江、河北、北京等十几个省市区近万名患者。

医院以保护、承传、弘扬、发展蒙医药及蒙医传统正骨技术作为蒙医药文化建设内涵,进一步挖掘、整理、研究蒙医药及蒙医正骨理论,取得了一定的科研、学术成果。其中科研项目祖传秘方《旭日图乌日乐临床疗效观察》一文荣获自治区科技进步三等奖,《蒙医正骨术的优点分析研究》一文荣获内蒙古自治区第四届自然科学学术年会三等奖,《蒙医传统正骨复位手法的现代研究》获通辽市科技进步二等奖。本医院与内蒙古民族大学合作,建立了蒙医骨伤科学研究基地,相继承担了内蒙古教育厅科研项目一项,获得国家自然科学基金项目一项,获两项发明专利授权。

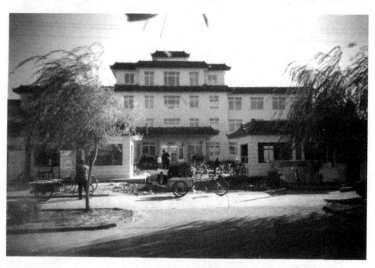

改造前的医院综合楼

医院坚持院有重点,科有特色,人有专长的办院方针,坚持"病人至上,以质取胜,以特取胜,以技兴院,立足本地,面向全国"的发展目标,积极进取,取得了较好的经济效益和社会效益,先后被命名为"全国卫生文明建设先进集体"、"全国百家名牌特色医院"、"自治区文明中蒙医院"、自治区文明单位、全区"十大民心医院"、国家非物质文化遗产保护单位、国家自然科学基金依托单位等荣誉。

医院设有蒙医传统正骨一、二科。

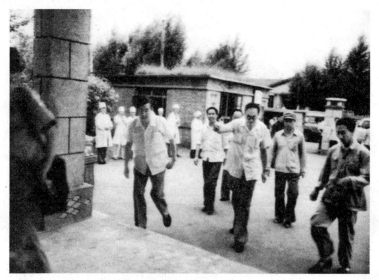

时任卫生部部长崔月莉视察医院

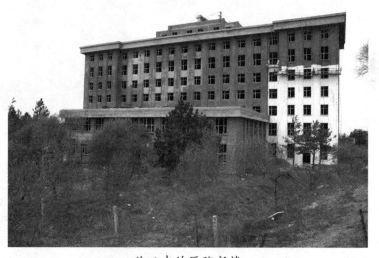

施工中的医院新楼

为满足社会需要，医院在 2009 年动工建起医院新综合楼。新楼位于甘旗卡镇南部新区，周围全是树林，环境幽雅，空气新鲜，占

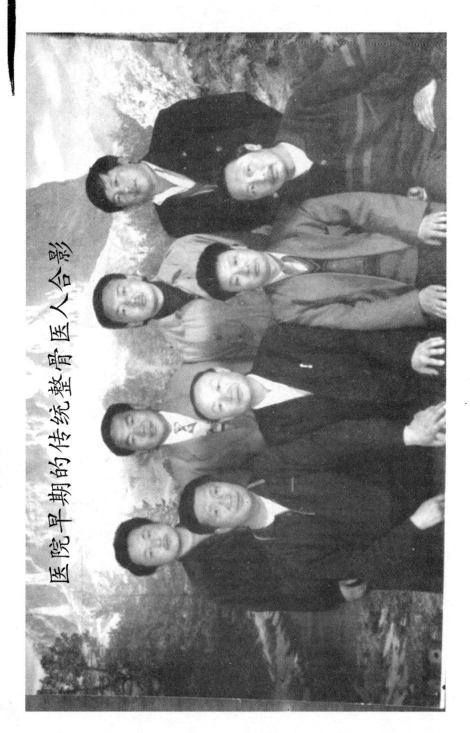

医院早期的传统整骨医人合影

正骨骨干医生

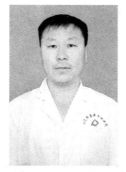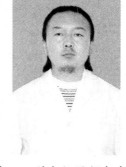

蒙医正骨主任医师胡日乐　　　副主任医师包占宏

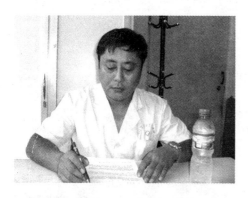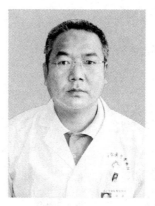

蒙医正骨副主任医师敖其尔　　　蒙医正骨科室主任陶乐

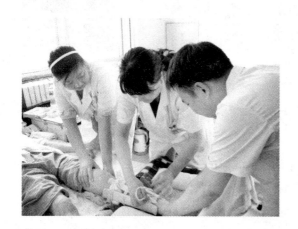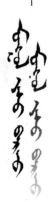

代表性传承人鲍荣

地面积近 10000 平方米。楼房共七层,建筑面积 10055.77 平方米。一个宏伟壮观,配套齐全,设备先进,园林化的新型医院即将投入使用。

医院于 2010 年被列入"国家级传统医药非物质文化遗产名录保护单位",国家医史文献所柳长华所长等一行莅临蒙医正骨医院,通告此项决定,并实地进行调研。

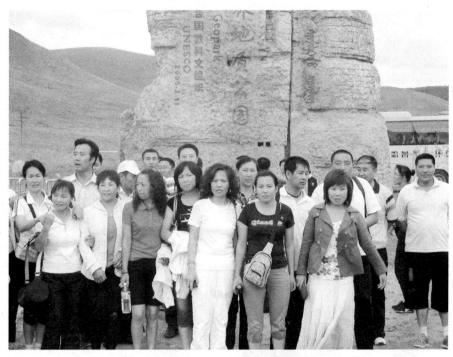

医院组织职工外出参观学习

二、最有技术实力的内蒙古民族大学附属医院蒙医正骨科

内蒙古民族大学附属医院是我区比较有实力的医院,附院蒙医正骨科建于 2006 年 10 月。该科聘请包氏蒙医正骨第四代传承人、蒙医骨科主任医师包金山坐诊,由副主任医师阿其拉图任科主任,担负着医疗、科研、教学重任。该科现有主任医师(硕士生导

师）、副主任医师、主治医师、住院医师、医学硕士各一名,有 50 张床位,医疗设备先进,技术力量雄厚,累计接诊来自内蒙古及辽宁、黑龙江、吉林、广东、四川、河南、江苏、山东等祖国各地的骨伤患者十余万人。也曾接诊来自韩国、日本、比利时、蒙古等国的国际友人 500 余名。

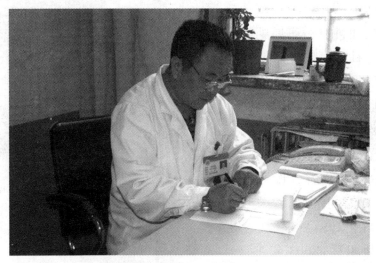

蒙医正骨科主任阿其拉图

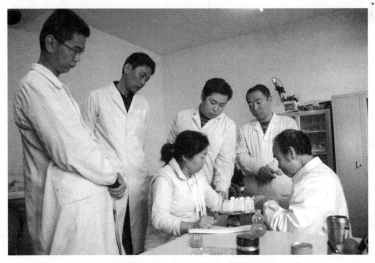

包金山教授与他的研究生、实习生们一起

199

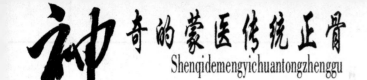

神奇的蒙医传统正骨

Shenqidemengyichuantongzhenggu

　　本科室每年接收来自内蒙古各地及兄弟省和自治区医院的进修生、实习生、研究生，培养蒙医正骨新生代人才。

蒙医传统正骨科主任阿其拉图

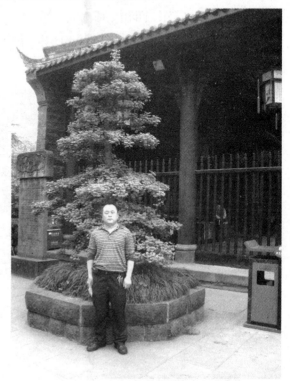

阿其拉图在成都参加会议期间

　　阿其拉图于1966年出生在科左后旗原朝鲁吐公社恰克图生产队一农民家。父亲布图格其，母亲阿拉坦其其格。1986～1991年他在内蒙古蒙医学院蒙医学专业学习，毕业后分配到通辽市蒙医正骨医院蒙医骨科。1997年获主治医师职称，2003年9月晋升为蒙医正骨副主任医师。2000年3月至2001年3月，在内蒙古医学院第二附属医院骨科进修一年。2006年9月至2002年3月，应邀支援西部到新疆巴彦郭楞州行医。回院后于2006年10月调至内蒙古民族大学附属医院，任传统正骨科主任。

　　阿其拉图自从蒙医骨科工作那天起跟随、配合传统正骨名医何双山13年，以澎湃的激情投入工作，在诊治众多患者的实践中练就了一手好本领，先后诊治来自内蒙古自治区各盟市、辽宁、吉林、黑龙江、山东等省市及蒙古国、日本、韩国、比利时等国家的骨伤患者两万余名。他在通辽市正骨医院工作时，连续四年创造综合效益第一，著有"小夹板与石膏固定治疗克雷氏骨折的疗效分析"等论文。

　　他于 2010 年曾参加国家中医药管理局主持的百科全书蒙医分卷的编写工作;2010 年和 2011 年,接受自治区卫生厅"尺桡骨双骨折的临床研究"和国家中医药管理局"适宜技术——蒙医正骨术治疗尺桡骨骨折疗效评价"等两项科研项目;2011 年 4 月,参加国家中医药管理局举办的"民族医药适宜技术筛选推广培训班",并发表题为"蒙医正骨护理技术初步探讨"论文。

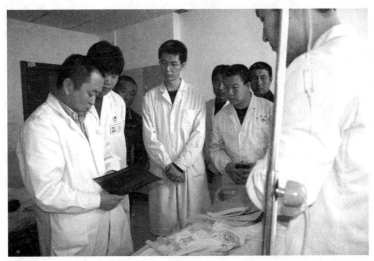

阿其拉图与他的助手、实习生们

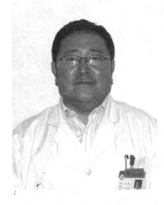

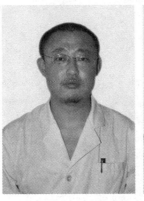

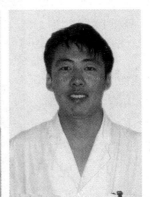

宝安　　　　　　　巴雅尔　　　　　　张哈旦宝力高
医学硕士　　　　　医学硕士　　　　　医学硕士

三、最有活力的内蒙古红十字会孛儿只斤蒙医正骨医院

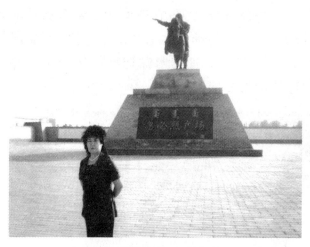

包斯琴在忽必烈广场

内蒙古红十字会孛儿只斤蒙医正骨医院的前身是于1999年12月在内蒙古医药专修学院附属医院挂牌开设传统正骨"包氏蒙医正骨科"。医院院长包斯琴是个女强人，她带领全体医职人员，努力工作，勇于进取，使包氏蒙医正骨不断得到提升。2005年4月创办"内蒙古孛儿只斤（包氏）正骨蒙医药研究所"，2008年3月，创建"内蒙古包氏正骨蒙药开发有限公司"，7月"内蒙古孛儿只斤正骨蒙医药研究所门诊部"挂牌工作，2009年12月，门诊部改建为"内蒙古孛儿只斤氏整骨蒙医医院"。

从依附别的医院挂牌到建成独立的正式医院的十余年中，她积极参与社会活动，主动开展公益事业，以实际行动，竖起了自

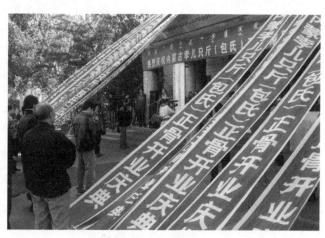

门诊部开业盛典

己的形象。2005 年 7 月，参与内蒙古锡林郭勒盟举行的蒙古民族 2048 对博克比赛挑战世界吉尼斯纪录活动，在为期 7 天的现场义诊活动中为 3800 多名牧民开展免费义诊及送药活动，捐赠 73000

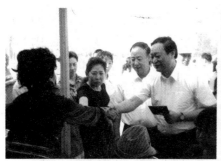

卫生部副部长、国家中医药管理局局长王国强亲切握手

与包金山导师研究论文

元的药品；2007 年 7 月，参与在内蒙古锡林郭勒盟举行的蒙古民族 800 骏马阿吉纳赛挑战世界吉尼斯纪录活动，在为期 5 天的现场义诊活动中为 2600 多名牧民开展免费义诊及送药活动，捐赠 61000 元药品；2008 年 7 月 19 日，在内蒙古卫生厅的

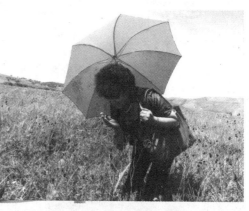

院长包斯琴在草原采药

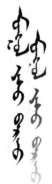

大力关怀支持下创意承办首届蒙医骨伤科学学术研讨暨内蒙古科尔沁包氏正骨 200 周年庆典大会，在大会现场向四川汶川地震灾区捐赠 10 万元医疗器械；2008 年 8 月参加内蒙古锡林郭勒盟西乌珠穆沁旗那达慕大会，为当地光荣院 186 名孤寡老人免费全身检查。为当地劳模、教师、科研工作者、孤儿、孤寡老人及 1080 名牧民开展免费义诊及送药活动；2009 年 4 月被内蒙古自治区体委邀请，为内蒙古摔跤队、柔道队、散打队、击剑队、射击队等近 300 名运动员进行免费体检，并对患陈旧性骨伤病的运动员进行了点穴、

按摩等治疗；2009年8月参加锡林郭勒盟那达慕大会，为1800多名牧民进行现场义诊及送药活动；2009年8月18日参加在内蒙古鄂尔多斯市举行的第十一届亚洲艺术节，在大会现场为近2000多名农牧民开展义诊活动；2010年7月参加内蒙古蒙中药管理局、中医药协会、蒙医药协会带队，组织内蒙古红十字孛儿只斤（包氏）正骨蒙医医院专家组开展的中医中药中国行、蒙医蒙药内蒙古行活动，前往在内蒙古锡林郭勒盟西乌珠穆沁旗举行的蒙古民族1028

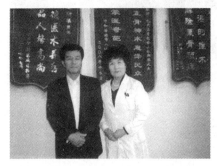

与患者阿根廷联合会主席合影

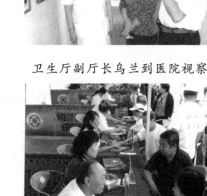

卫生厅副厅长乌兰到医院视察

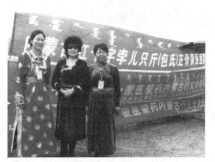

在西乌旗挑战吉尼斯千人射箭
大赛上与当地领导合影

参加中医中药蒙医蒙药
中国行活动

名射箭手挑战世界吉尼斯纪录活动，在为期7天的义诊活动中为1700多名牧民开展免费义诊及送药活动，捐赠36000元药品；2010年8月参加鄂尔多斯国际那达慕大会及内蒙古第七届少数民族运动会，现场为广大农牧民开展免费义诊。她们还主动承担科研项目，2009年参加《中国蒙医正骨学》的编撰工作，后又主持完成了

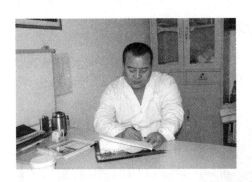

主治大夫包继业

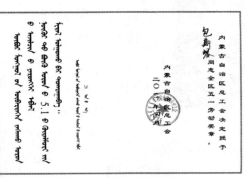

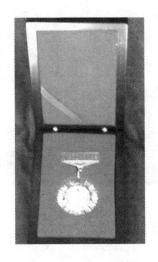

院长包斯琴荣获自治区"五一劳动奖章"

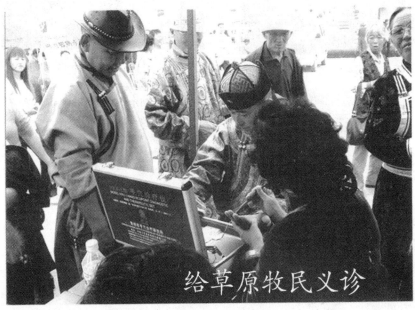

给草原牧民义诊

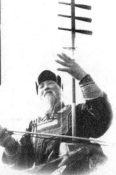

《孛儿只斤亚顺汗达》的科研课题。

四、额尔敦陶吐格蒙医正骨诊所

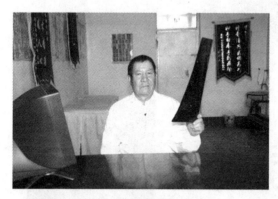

副主任医师额尔敦陶吐格

额尔敦陶吐格蒙医正骨诊所是神医娜仁·阿柏的第五代嫡系传人、蒙医正骨副主任医师额尔敦陶吐格创办的民营诊所。诊所位于通辽市区内，始建于2006年。老专家额尔陶套吐格亲

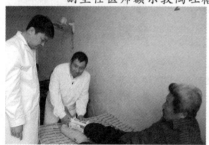

额尔敦陶吐格亲自就诊

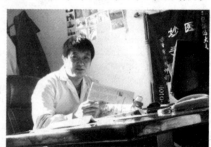

主治大夫包满达

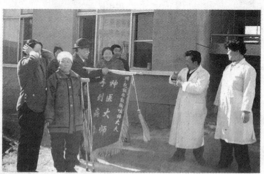

接受锦旗

自坐堂,其长子包青松和次子包满达为主治大夫,每年接诊来自内蒙古东部区各地及辽宁、吉林、黑龙江的骨伤患者几千人次。

五、通辽市蒙医医院蒙医正骨科

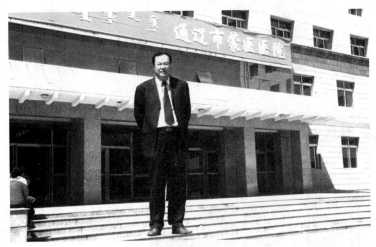

医院院长齐双山

　　通辽市蒙医医院蒙医正骨科设立于 1998 年。通辽市蒙医医院的前身是通辽市蒙医研究所,院长齐双山本身是位蒙医专家。他十分珍爱民族传统医学文化,热心支持蒙医正骨科的工作。科室主治大夫鲍昂斯嘎是著名民间传统正骨医生哈日敖海的后裔。他先后在全市各地各医院被聘用,行医几十年来治愈来自全区、全国各地的骨伤患者无数,该院蒙医正骨科现有 40 个床位,医生和护士 10 多位。

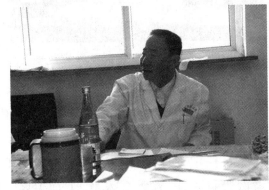

鲍昂斯嘎大夫

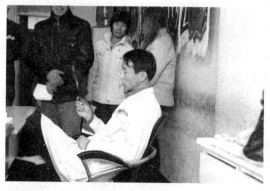

鲍昂斯嘎的儿子鲍虎大夫

六、甘旗卡镇医院海英骨科专家门诊

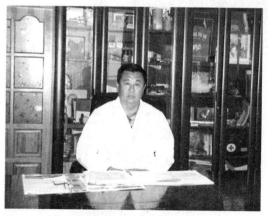

蒙医正骨主任医师海英

海英骨科专家门诊的前身为"科左后旗红十字会蒙医正骨医院",由蒙医正骨主任医师海英创办。

海英 1955 年 7 月 4 日生于科左后旗一国家干部海青龙家。祖籍辽宁阜新县泡子苏木巴里村。海英于 1977 年 3 月考入吉林省延边医学院医疗系,就读本科。1980 年 2 月毕业分配到科左后旗蒙医正骨医院蒙医骨科工作,跟随正骨名医哈日敖海的后裔陶图木勒学习传统正骨术。1987 年 12 月任主治医师,1998 年 7 月任副主任医师,于 2005 年 8 月晋升为主任医师。他先后任蒙医骨科主任、院委会委员、工会主席,任医院医务科、创伤骨科主任。2001 年,他与医院蒙医骨科其他人一起赴新疆,协助巴彦郭楞